艾滋病科普教育丛书

为"艾"解忧
——关爱同行篇

杨兴祥◎主审

毛孝容　陈雪梅◎主编

U0205520

西南交通大学出版社
·成　都·

图书在版编目（CIP）数据

为"艾"解忧. 关爱同行篇 / 毛孝容，陈雪梅主编. --
成都：西南交通大学出版社，2024. 11. -- ISBN 978-7
-5774-0041-9

Ⅰ. R512.91-49

中国国家版本馆 CIP 数据核字第 202481PU09 号

Wei "Ai" Jieyou —— Guan'ai Tongxing Pian

为"艾"解忧——关爱同行篇

毛孝容　陈雪梅　主编

策 划 编 辑	李芳芳　余崇波
责 任 编 辑	周媛媛
封 面 设 计	原创动力
出 版 发 行	西南交通大学出版社 （四川省成都市金牛区二环路北一段 111 号 西南交通大学创新大厦 21 楼）
营销部电话	028-87600564　028-87600533
邮 政 编 码	610031
网　　　址	http://www.xnjdcbs.com
印　　　刷	四川煤田地质制图印务有限责任公司
成 品 尺 寸	140 mm×205 mm
印　　　张	8
字　　　数	171 千
版　　　次	2024 年 11 月第 1 版
印　　　次	2024 年 11 月第 1 次
书　　　号	ISBN 978-7-5774-0041-9
定　　　价	39.00 元

编委会

主　审　杨兴祥

主　编　毛孝容　陈雪梅

副主编　郭桂英　邹小翠　马　林

编　委　陈夏丹　陈　鑫　高建琼

　　　　敬艳平　彭玉娇　孙艳华

　　　　唐丽娜　徐开菊　赵桂苏

　　　　赵云卉　周　璞

插　图　周　璞

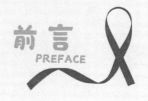

　　艾滋病一定是生活不检点感染上的吗？很多人对艾滋病都心存偏见，对HIV感染者／艾滋病患者心怀歧视，认为艾滋病是私生活混乱、行为不检点导致的"恶果"，其实并非如此。有不少人也是无辜"中招"的，比如在艾滋病感染人群中不乏有因职业暴露而感染的医护人员，也有不慎接触了HIV感染者／艾滋病患者的血液而感染的无辜人群，还有通过母婴传播而感染的无辜小孩。不知全貌不予评价，只有了解他们的真实故事你才会发现，其实他们也是一个个需要被关心和爱护的受害者。

　　艾滋病科普教育丛书分为科学应对篇和关爱同行篇上下两册，科学应对篇主要讲艾滋病的基础知识、检查、预防、治疗和随访，本册主要着眼于HIV感染者／艾滋病患者的人文关怀，主要从HIV感染者／艾滋病患者及其相关工作人员的生活、性教育、紧急救助、特殊关爱和心理呵护五个方面来普及艾滋病知识。每个章节都通过一个个生动的小故事来引出人们最关心的问题，通过一问一答的形式来解答人们最想获知的科学答案，答疑之后给出最温馨的"生活小贴士"，旨在消除人们对艾滋病的偏见，唤起人们对HIV感染者／艾滋病患者的关爱，并激发HIV感染者／艾滋病患者对治疗的信心，点燃幸福生活的希望。

当"艾"与爱交织，HIV感染者／艾滋病患者与其家人该如何面对这一突发情况？情侣、夫妻、母子、父女及母婴之间，他们的爱如何表达？本册围绕这些爱与被爱的关系，将关爱这个主题贯穿于全书。

对于HIV感染者／艾滋病患者的关爱主要体现在身体和心理两方面。身体方面，就是要提供积极、有效的治疗方案和规范化的追踪检查，以提高HIV感染者／艾滋病患者的生活质量，延长他们的生存寿命。目前我国已经可以提供免费的药物，在科学应对篇中已经提及。本册的重点则在于HIV感染者／艾滋病患者的心理建设和社会支持系统建设。通过生活介绍、性安全指导、职业暴露的处理与防范、母婴阻断等知识的普及，呼吁人们在日常生活中不歧视HIV感染者／艾滋病患者，主动关注他们的生活和工作，帮助他们努力融入社会，告诉人们可以和HIV感染者／艾滋病患者放心地交谈、握手、进餐，消除人们的"恐艾"情绪。

希望是灯，照亮前进的道路；希望是翼，托起梦想的天空，而爱使灯有了温度，使翼更有力量。

我们编撰这套书，是希望能够传递爱与希望的正能量，让社会关心HIV感染者／艾滋病患者，让他们能够感受到温暖和力量，使他们能够振作起来，看到"生"的希望，从而勇敢地面对生活，积极地参与治疗。

对HIV感染者／艾滋病患者而言，尽早进行规范化的治疗非常重要。对社会而言，研制HIV疫苗，为人类提供安全有效保护，杜绝艾滋病对人类的危害，才是艾滋病防治的终极目标。为了这个世界性的终极目标，科学家们一直兢兢业业地坚守在实验室不断尝试和探索。

展望未来，虽然困难重重，但抗击艾滋病病毒的斗争从未停止，研究人员的每一次试验，都让人们更加接近胜利的曙光，我们坚信，最终会实现艾滋病的全球控制和消除！

限于编者水平，内容中不妥之处在所难免，望读者不吝赐教，批评指正。

编　者

2024年3月

目录
CONTENTS

第二章 性教育

第四章 特殊关爱

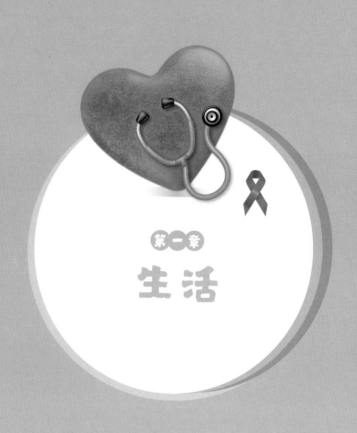

第一章

生活

你若不离，我定不弃

小浩和小丽在一次朋友组织的聚会中相识，小浩高大英俊、性格外向，小丽娇小可爱、温柔善良。短暂而愉快的聚会让两人互相产生了好感，聚会后他们留下了彼此的联系方式。在朋友的撮合下，两人很快发展为男女朋友关系。

两人的恋爱甜蜜温馨，经过大半年的相处，他们都认定对方就是自己这一生想要寻找的爱人，于是带对方见了自己的父母，双方家长都感到很满意。两人决定做完婚检后就去民政局办理结婚手续，给他们浪漫的爱情一个庄严而神圣的法律承诺。

可是这份幸福和快乐并没有持续多久，拿到婚检的检查报告时，他们彻底震惊了！小浩的检查报告单上显示的居然是HIV抗体阳性，这意味着什么？艾滋病？不可能！不可能！这一定是搞错了！

小浩和小丽遵照医生的建议做了确诊试验，结果令人几近崩溃，小浩确实感染了HIV。彷徨、无助、甚至绝望，两人不知道该如何面对这噩耗，更不知道未来的路要怎样走下去。

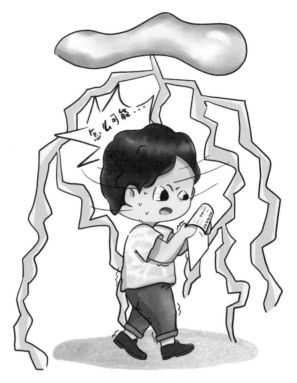

图1.1　小浩确诊的报告单

　　为了爱，小浩想放小丽一条"生路"；同样为了爱，小丽选择相守。经过一段时间的痛苦挣扎后，他们决定一起面对，积极接受治疗。

　　后来他们才知道，原来小浩的前女友是HIV感染者，小浩是受害者！也许是大家都太年轻，对健康知识的掌握太少，对于高危性行为没有防范意识，对于艾滋病没有深刻的了解，才导致了这种情况。

对于受害者小浩，善良的小丽自始至终都没有放弃，未来的日子可能很难，小浩可能需要终身治疗，她也勇敢地选择和他一起面对。

结婚典礼如期举行，小丽坚定地和小浩步入了婚姻的殿堂。小丽的不离不弃，让小浩对未来更加有信心，在治疗过程中哪怕再难受，他也从未轻言放弃。

 Q1：为什么建议做婚前检查？

婚前检查是指男女双方在结婚前进行的体格、生殖器系统、遗传病、传染病等方面的检查，对于婚后幸福生活有重要的意义。其中，艾滋病等性传播疾病的筛查就包含在传染病的检查中。

婚前艾滋病筛查可有效防止艾滋病的蔓延，保障婚姻家庭的幸福美满。许多夫妻在婚后才发现一方或者双方患有艾滋病，给婚姻生活带来巨大的冲击，导致婚后夫妻关系紧张，给漫长的婚姻关系带来巨大挑战，造成婚姻不幸福甚至婚姻破裂，也使双方家庭不得不背负巨大的思想负担，对身体健康和精神健康产生了极大的威胁。同时，婚前检查对保障后代的健康也有重要意义。

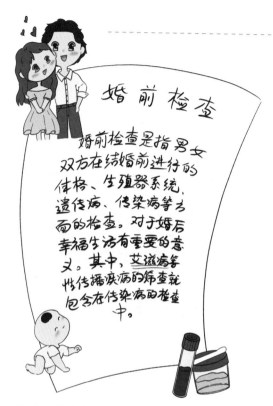

婚前检查

婚前检查是指男女双方在结婚前进行的体格、生殖器系统、遗传病、传染病等方面的检查。对于婚后幸福生活有重要的意义。其中，艾滋病等性传播疾病的筛查就包含在传染病的检查中。

图1.2 婚前检查好处多，利家利己，更有利于后代

对于夫妻一方或双方患有艾滋病的群体来说，更应重视优生优育。为了避免将艾滋病传播给子女，夫妻可选择科学的生育方式，在医生的指导下正确备孕并养育出健康的下一代。

婚前检查可早期发现感染人群，早期干预，避免在其配偶和母婴间传播。同时，婚前检查也是向人们传递艾滋病婚育健康知识和进行健康婚育指导的重要途径。

Q2：得了艾滋病还能结婚吗？

《中华人民共和国民法典》没有禁止HIV感染者或艾滋病患者结婚。换言之，他们同样享有结婚的权利。对于HIV感染者和艾滋病患者来说，其合法权益在受法律保护的同时，也应当履行应尽的义务，如不得以任何方式故意传播艾滋病等。

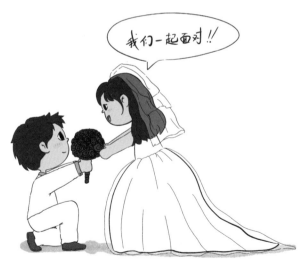

图1.3　HIV感染者或艾滋病患者享有结婚的权利

根据《艾滋病防治条例》第三十八条规定：

HIV感染者／艾滋病患者应当履行下列义务：

（一）接受疾病预防控制机构或者出入境检验检疫机构的流行病学调查和指导；

（二）将感染或者发病的事实及时告知与其有性关系者；

（三）就医时，将感染或者发病的事实如实告知接诊医生；

（四）采取必要的防护措施，防止感染他人。

根据这一规定，HIV感染者／艾滋病患者对医生和最亲密的人都不能隐瞒病情。这不仅是尊重对方的知情权，更重要的是可以避免让其他人处在不可控的风险当中。

每一位HIV感染者／艾滋病患者都不应该对配偶一方有所隐瞒，在隐私权与配偶的知情权上，配偶的知情权高于隐私权。若出现未如实告知病情的情况，另一方有权向人民法院请求撤销婚姻，以避免配偶一方的身体健康权甚至生命权受到侵犯。

因此，我们一定要正确认识艾滋病，认识到HIV感染者／艾滋病患者很多时候其实也是受害者。艾滋病本身并不可怕，可怕的是对艾滋病的偏见和歧视。

Q3：艾滋病病毒会传染给家人吗？

艾滋病的传播途径主要为性传播、母婴传播、血液传播。HIV并不会通过空气、食物和水等物质传播，日常生活中共用餐具、马桶等生活用品也不会传播艾滋病。

在与爱人发生性行为前后，双方应做好会阴部的清洁工作。在发生性行为时，一定要采取有效的安全措施，正确且全程使用质量较好的安全套，以保证性行为的安全。如有生育需求，应严格按照专业医生的指导进行备孕和生育。

此外，HIV会存留在人体的血液当中，因此，当健康人群破溃的皮肤或黏膜接触到艾滋病患者的血液时，HIV就会通过皮肤、黏膜破损处侵入到健康人体的血液之中。所以，应避免家人接触HIV感染者和艾滋病患者的血液，如：不共用剃须刀、牙刷等有可能划破皮肤黏膜、沾染血液的器具。

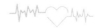

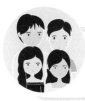

Q4：艾滋病病毒会通过蚊虫叮咬传播吗？

　　血液传播为艾滋病传播的途径之一，想必有不少人担心叮咬了HIV感染者和艾滋病患者的蚊虫会传播HIV，这种观念是错误的，属于自己吓唬自己。

　　据相关资料统计，艾滋病从开始流行到现在，还没有发现通过蚊虫叮咬传播的病例。原因有两点，一是HIV在蚊虫体内既不能存活也无法繁殖；二是蚊子的吸血方式是单向性吸入，它口器上的血液量远远低于可以传播HIV的血液载量。

Q5：猫猫狗狗会不会传播艾滋病？

　　大家放心，动物是不会感染艾滋病的。

　　近年的研究表明，除某些猴类外，所有其他动物，包括各种家养宠物（如猫、狗等）在内，都不会携带HIV。因此，艾滋病不能通过动物咬伤或抓伤传染。HIV主要是人体通过性接触、血液和母婴垂直传播的途径感染，不会在人和动物之间感染，所以不必担心。HIV感染者和艾滋病患者是唯一传染源。

但能不能养宠物还是得看情况。因为HIV感染者和艾滋病患者在不同病情阶段的身体健康程度存在一定差异性。如果艾滋病患者在稳定阶段，其免疫水平与正常人无显著差别，那么可以正常饲养宠物，以缓解紧张焦虑的情绪，而且猫猫、狗狗等宠物也可以给我们的生活增添许多的乐趣；但是，如果艾滋病患者出现免疫能力低下时，容易被宠物传染人畜共患的传染病或寄生虫病，这时建议不要饲养宠物。

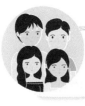

Q6：感染上了艾滋病需要多吃以增加营养吗？

营养是维持人体正常免疫功能和健康的物质基础，机体的营养状况对免疫功能有重要的影响。营养支持可补充我们丢失的维生素和矿物质，改善免疫系统，维持体重。

随着病情逐渐加重，艾滋病患者会出现食欲下降、恶心、呕吐等症状，吃不进去东西，进而造成患者机体营养缺乏。如果合并感染，发热会增加机体代谢，导致机体对营养的需求增加。如果患者不能科学补充营养，营养物质会"入不敷出"，造成身体亏空，"弹尽粮绝"，身体将无力对抗HIV和其他机会性感染。因此，改善机体营养状态，可以在一定程度上提升其免疫功能，再加上配合规范的抗病毒药物治疗，可以使身体内的HIV载量明显降低。

但注意了，增加营养并不是吃得越多越好，应遵循科学、均衡的补充原则。根据个人的身高和标准体重，参考推荐摄入量作为日需能量，将每日主食入量作为日需能量，达到每日主食入量占全天入量的40%，可以选择米饭、馒头、包子、饺子、面包等。同时，推荐每日进食适量的肉类、蛋、奶及豆制品，约占全天摄入量的30%。还可以选择一周3次的营养鸡汤，每日饮用鲜牛乳250~500mL，食用动物性蛋白质达到蛋白质总量的40%~50%，建议鱼类的摄入不少于其中1/3。

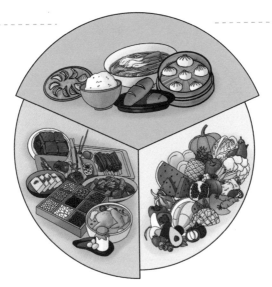

图1.4　均衡膳食宝塔，主食各种营养物质的种类与占比

　　进食顺序也有讲究。建议首先选择味道温和、易消化、容易吞咽的流质或半流质，如蛋汤、粥等，避免辛辣刺激的食物，例如火锅、烧烤等。食欲不佳时应尽量满足个人的喜好，选择自己喜爱且色、香、味俱全的膳食。通过牛奶来保证蛋白质摄入的时候，建议减少食用乳糖含量高的牛奶。

　　进食过少者应及时就医，在营养科医师的指导下口服要素饮食，及时、合理补充各类营养要素，尤其是矿物质及维生素的摄入，因为这两种物质能够促进免疫器官的发育和免疫细胞的分化，提高机体免疫功能，增强对感染的抵抗力。

Q7：和HIV感染者／艾滋病患者一起游泳会被传染艾滋病吗？

　　人们普遍会担心HIV是否会通过游泳池和水疗池传播。其实这也属于不必要的担心，同HIV感染者和艾滋病患者共同洗浴、饮食、饮水、游泳和水疗等属于正常日常社交，是不会感染HIV的。

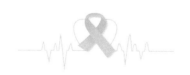

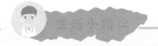

1. 人生在世，不如意之事十之八九。与其总是抱怨，不如选择释怀，微笑着勇敢面对困难，生活定会报以微笑。

2. 只有尊重别人的人，才有权受人尊重。

3. 为了保护自己和伴侣，性行为时请全程佩戴安全套。安全套不仅可以有效阻止病毒传播，还可以保护女性免受流产伤害。

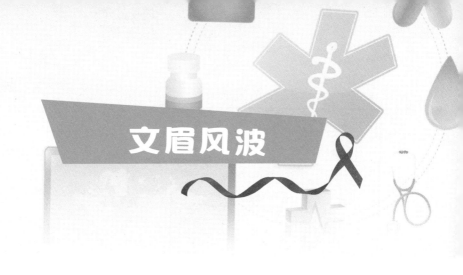

文眉风波

　　莹莹今年26岁，与大多数年轻女孩一样，她爱漂亮，追求时尚，也经常去美容店文眉、美甲、洗脸、护肤……

　　莹莹每次去美容院都只找技术高超又能说会道的美容师小唐。渐渐地，两人熟络起来，每次莹莹做护理的时候小唐都会给莹莹聊各种八卦。可是今天的小唐看起来心事重重，说话也没有以前的精神劲。

　　经不住莹莹的关心，小唐终于说出了困扰自己的事情。原来小唐的一位顾客被诊断出HIV感染，小唐对艾滋病不是很了解，只知道很不体面，所以就在网上搜索了一下，结果越看越吓人，吓得小唐不敢再看。可不知怎么回事，最近刷视频的时候，也不断推送艾滋病相关的内容，所以小唐最近一直笼罩在艾滋病的阴影下。

　　本来想安慰小唐的，可在了解完事情的经过后，莹莹也开始变得紧张焦虑了。回想以前自己在大学时参加的艾滋病公益讲座，记忆中老师都说日常接触是不会感染艾滋病的，但自己来美容院文眉、护肤和美甲，算日常接触吗？

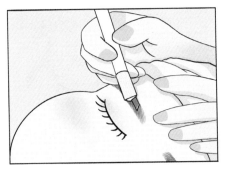

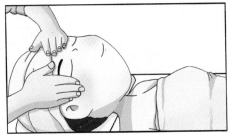

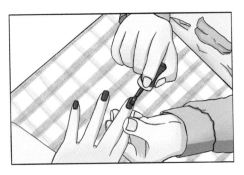

图1.5 文眉、护肤和美甲算日常接触吗?

不仅如此,莹莹还忍不住想:小唐会不会一不小心被感染上了艾滋病,然后继续传染给我?每次和小唐说话聊天都是面对面,她的唾液会不会喷到我脸上?

　　这家美容院到底正不正规，美容工具和用品有没有进行严格的消毒……这样的疑问一个接一个地冒出来。

　　为了消除自己心头的疑虑，莹莹想起自己有个当医生的朋友，于是她赶紧打电话向朋友咨询。

Q8：文身、文眉会被传染艾滋病吗？

　　文眉和文身都属于侵入性操作，理论上是存在一定风险的。

　　如果文眉、文身使用的针具或刀具并非一次性的，而这些针具或刀具正好在HIV感染者或艾滋病患者身上用过，并且接触到了他们的血液，那么这些器具上就可能会带有艾滋病病毒。如果这类器械没有经过正规的清洁、消毒、灭菌处理就用到了下一位顾客身上，就会存在感染HIV的风险。

　　所以，文眉、文身一定要选择正规机构，同时应选择一次性使用的针具或刀具，或者经过严格消毒灭菌处理后的针具或刀具，可以有效避免传染病的传播。

为"艾"解忧
——关爱同行篇

Q9：和艾滋病患者握手会传染艾滋病吗？

　　和艾滋病患者握手是不会感染HIV的。前面我们已经讲到，与HIV感染者或艾滋病患者日常接触是不会感染HIV的。例如共同就餐、共同居住，共同使用公共厕所、洗衣机、办公用品等都不会传染艾滋病。

　　HIV主要是通过性传播、血液传播以及母婴传播，所以，与HIV感染者或艾滋病患者共同生活的过程中，应尤其注意自身是否存在皮肤或黏膜的破损。如果有皮肤黏膜破损，应避免让自己的伤口接触到艾滋病患者的血液、精液等携带HIV的体液。

　　此外，应注意不要借用或者共用牙刷、剃须刀、刮脸刀等可能接触过艾滋病患者的血液、体液的个人用品，更不要与HIV感染者或艾滋病患者在没有任何保护措施的情况下就发生性行为，因为这样的行为感染HIV的风险非常大。

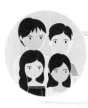

Q10：被艾滋病患者的唾液喷到脸上，会得艾滋病吗？

　　唾液一般不会传播HIV。虽然在HIV感染者或艾滋病患者的唾液中偶尔可以分离出病毒，但是其含量极其微小，单位体积的病毒量并不足以造成新个体的感染。而且唾液中含有一些酶类，这些酶能够抑制HIV的活性，所以唾液并不会传播HIV。

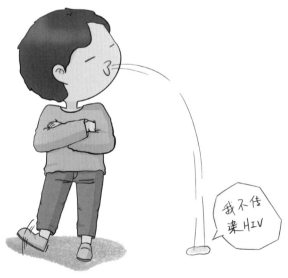

图1.6　唾液不具有传染性

另外，感染者的汗液、泪液、胃液、尿液、粪便等体液和排泄物也几乎不含病毒，或病毒含量极低，基本不具备传播能力。

1. 永远不要为已发生的和未发生的事忧虑。对于已经发生的事实，即使忧虑也于事无补；而主观去臆测那些未发生的可能性，也只是徒增烦恼而已。

2. 文身、文眉、拔牙属于有创操作，会导致皮肤、黏膜破损、出血，应选择正规的机构。使用一次性医疗器具，并采用规范的消毒、灭菌方法，才能有效避免被感染。

病急乱投医

李达已经30多岁了，因为没有一技之长，只能在工地上做一些散工来维持生计。

一次偶然的机会，李达发现几个同样单身的工友总是隔三差五地换女朋友。为了跟上"潮流"，李达也经常换女朋友，似乎这样更能彰显自己的魅力和能力。

几年以后，李达因为莫名其妙的反复低热，经常到医院看病，人也瘦了一大圈。几经周折，才找到了发热的原因。医生告诉李达，他是得了艾滋病，需要尽快开始规范治疗。文化程度并不高的李达懵懵懂懂，他不是特别清楚得了艾滋病究竟意味着什么，但听着医生很严肃的叮嘱，他知道这个病很不简单。

回工地后他告诉了关系比较"铁"的工友，结果工友们告诉他，这是"丢人病"，比绝症还可怕，会招人嫌弃，这让李达感到非常不安。而且李达明显感觉工友们都在有意识地疏远和回避他。

李达的母亲听说儿子得了艾滋病，又气又急，到处帮儿子打听治病的"秘方""偏方"，希望帮助儿子早日恢复健康。李达听话

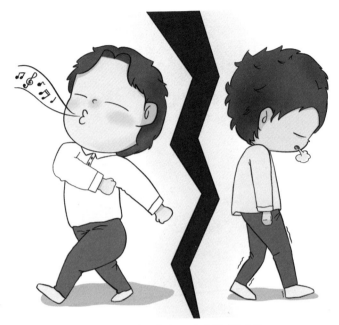

图1.7 健康的李达VS.极其消瘦的李达

地吃了不少"神丹妙药",可是一点作用都没有。走投无路的李达只能再次到医院寻求医生的帮助。

医生告诉李达,这个病不是绝症,只要长期、规范地治疗,病情是可以控制的。用药方面,要听专业医生的,急不得,乱不得,千万不要病急乱投医,乱吃药。

可第一阶段治疗刚开始没多久,心烦意乱的李达在药物的副作用下就渐渐失去了耐心。正巧他在一次机缘巧合之下遇到一个"神医",这个"神医"吹嘘自己医术了得,治病效果立竿见影还不痛苦,好多得了艾滋病的人在他的帮助下很快就恢复了正常。于是李达擅自停用了医生开的药物，改服那些连药名和剂量都不清楚的"神药"。没过多久，李达不但病情没有得到控制，还出现了呕吐、腹泻、乏力等症状。

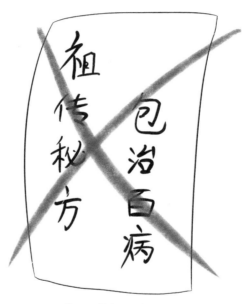

图1.8 偏方、秘方不可取

李达本想去问那个"神医"到底是怎么回事，结果到了"神医"摆摊的地方，蹲守了两天都没见到人，这才反应过来，"神医"跑路了！绝望的李达又一次来到医院，医生知道详细情况后，忍不住狠狠地批评教育了李达，让李达必须好好按照医嘱服药。

经过一段时间的规范治疗，李达的病情终于向好，各项指标也较前好转。他这才彻底明白，"秘方""偏方"不可取，到正规医疗机构进行规范治疗才是正确的选择。

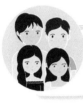

Q11：为什么艾滋病患者容易"病急乱投医"？

　　谈"艾"色变，如果艾滋病真发生在自己身上，那就不止是"色"变了，恐怕得惶惶不可终日，身心备受煎熬。在这种情况下，HIV感染者和艾滋病患者容易病急乱投医，盲目相信民间偏方和虚假广告，到头来不仅耽误了病情，损失了钱财，还错失了最佳的治疗时机。

　　所以，各位朋友们，在得知自己可能被感染或者已经被感染艾滋病时，一定要尽快到正规医院就诊，切忌自己上网搜索治疗方法，或者自己买药吃。

　　有些患者害怕治疗带来的副作用，相信偏方能化腐朽为神奇，自己熬中药吃，这是完全不可取的做法。因为艾滋病的治疗，首先需要进行全面的身体检查，医生会根据检查结果，制定科学合理的多阶段治疗方案。对于某些药物可能会带来的副作用，医生可以根据症状、检查结果和个人的具体情况及时进行治疗方案的调整。

艾滋病虽然无法治愈，但通过及时规范的治疗，患者的生命将得到有效延续。在药物和心理支持的双重保障下，HIV感染者和艾滋病患者的生活质量将得到很大程度的提高。

总而言之，当疾病得到有效控制后，即使长期携带HIV也不要气馁，努力调整好自己的心态，也是可以和正常人一样，享受生活，感受美好的。

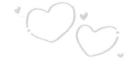

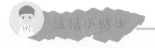

防骗小贴士

1. 无知的代价永远是最昂贵的。

2. 无论多大年龄，不管生活有多不如意，任何时候都不要放弃学习，学习可以改变命运。

3. 要有正确的三观，不同流合污，"结交须胜己，似我不如无"。

4. 选择正规医疗机构就医，相信专业医生的方案，不偏听偏信民间"神药"。

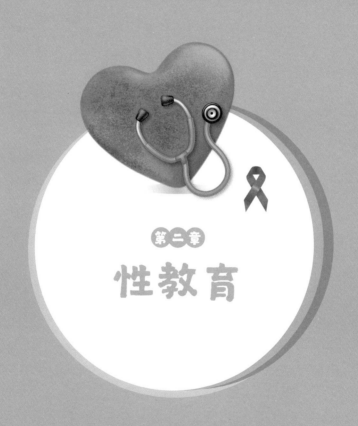

第二章

性教育

黄昏恋里的陷阱

老刘今年60岁，刚从朝九晚五的工作岗位退下来，他还有些不适应，总是闲不住，觉得自己还精力充沛，还能继续发挥余热。于是，不服老的老刘在老朋友的介绍下，加入了社区老年活动社，这里有唱歌、跳舞、乐器表演等活动可以参与，每天都过得十分充实，本就热衷于艺术表演的老刘慢慢地适应了退休生活。

老刘的妻子在10年前因病去世。这些年来，老刘因忙于工作，一直没有再婚。孩子们也都组建了自己的家庭，很少回家，老刘一个人的生活还算自由惬意，却难免寂寞。

在老年活动社，老刘认识了一些同样退休独居的女士，有着共同的爱好，每天在一起有说不完的话。一来二去，老刘与其中几位女士开始变得暧昧，会经常相互发一些情话，甚至会邀请对方到自己家过夜。

某天，老刘感觉身体有些不适，以为是天气变化得了感冒，自己吃了些感冒药，但也不见好转。"感冒"持续了一个多月，老刘也没放在心上。儿女们放心不下，为了避免小病变成大病，硬拉着父亲去医院检查，并要求医生给父亲做个全面的体检。

在一堆检查单中，有一张感染性疾病筛查报告单，上面赫然写着"HIV抗体阳性"的字样。

老刘的儿女们顿时都懵了，第一时间就怀疑报告的真伪。是不是医院把结果出错了，是不是把标本弄错了。可是医生告诉他们，老刘的症状不完全像感冒，而且按感冒治疗没有好转，建议他们带老刘去疾控中心再做确诊试验。

儿女们想带父亲去疾控中心复查，可不敢告诉父亲实情，怕把本就虚弱的父亲吓出个好歹，一时进退两难。

经过协商后，他们到医院感染科咨询了艾滋病的治疗措施，得知虽然艾滋病是威胁人类健康的头号杀手，不能彻底治愈，但只要坚持治疗，也能获得较好的生活质量。而且日常的生活接触并不会传染艾滋病病毒，与父亲相处，也不必太担心会被感染。于是，儿女们准备和父亲坦白，也准备了一箩筐的话来安慰和鼓励父亲。

看着手里的这张HIV抗体阳性的报告单，老刘头晕目眩。这张报告单犹如一道晴天霹雳，将老刘的骄傲劈得粉碎。看着面如死灰的父亲，儿女们拼命向他输入现代医学技术在艾滋病治疗中的成效，希望父亲坚持下去。

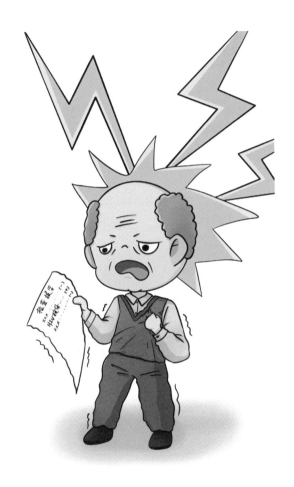

图2.1　报告单犹如晴天霹雳

看着眼前孝顺的儿女对他没有一丝丝嫌弃，老刘悔恨不已，他向孩子们讲述了自己这一年多的经历，责备自己糊涂。儿女们听了并没有埋怨父亲，都非常后悔各自忙于自己的小家庭，而疏忽了对父亲的陪伴。

老刘是个文化人，对艾滋病多少是有些了解的，但他一直以为艾滋病离自己很遥远，没想到竟然就在身边。他也不忘告诫孩子们，一定要洁身自好，学会保护自己，懂得对自己负责，否则一切不可能都会变成可能。

冷静下来的老刘准备去疾控中心做确诊试验，他已经做好心理准备，该治疗就治疗，不辜负孩子们的一片孝心。同时，他也上网查询了很多资料，了解了全球艾滋病感染情况究竟如何；新发艾滋病感染，主要通过什么方式传播；哪些人最容易感染艾滋病；未经治疗的HIV感染者／艾滋病患者是否更容易传播艾滋病病毒等问题。

为了给自己的老年退休生活加油鼓劲，老刘上网学习了艾滋病的相关知识，不仅是为了自己在治疗时能知己知彼、百战百胜，还为了参加老年人艾滋病防治的宣传活动。他还暗下决心要做一名宣传艾滋病防治工作的志愿者。

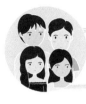

为"艾"解忧
——关爱同行篇

Q12：全球艾滋病感染情况如何？

　　全球自发现首例艾滋病病例至今，约有8420万人感染艾滋病病毒，4010万人死于艾滋病相关疾病。截至2021年，共有3840万人携带艾滋病病毒，仅有2800多万人正在接受挽救生命的抗逆转录病毒疗法，近600万感染者没有得到治疗，另有400万人感染了艾滋病病毒，但没有得到诊断。

　　2021年联合国大会表决通过了关于"到2030年结束艾滋病流行的政治宣言"，为实现这一目标，预防作为优先事项，各国共同努力，多措并举，加大医疗资源投入。虽然新发感染人数在下降，但降速还不够快，仅2021年期间仍有150万人新发感染艾滋病病毒，超过65万人的死亡与艾滋病有关，相当于全球平均每分钟死亡1人。

Q13：新发HIV感染病例主要通过哪些方式传播？

　　HIV主要是通过性接触、血液及血制品和母婴传播的。近年来，新发HIV感染病例诊断中，95%以上通过性途径感染，包括不安全的同性、异性和双性性接触，其中70%以上通过异性传播。

　　随着性观念越发开放，而人们对疾病预防知识不同程度的缺乏，发生性行为时又存在侥幸心理，认为艾滋病离自己还很遥远，拒绝做好保护措施，导致高危性行为时有发生，让自己暴露在感染风险之中，使艾滋病疫情从高危人群向普通人群扩散，造成艾滋病的高发病率的局面。

　　性伴侣越多，遇到对方是HIV感染者/艾滋病患者的概率越高，这已经成为艾滋病危险因素之一。

　　商业性行为也是导致艾滋病病毒在全球广泛流行且至今不能完全控制的罪魁祸首，商业性行为性服务提供者既是艾滋病感染的受害者，同时也是艾滋病毒的主要传播者。

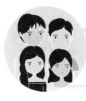

Q14：什么是高危性行为？

高危性行为是指与HIV感染高危人群发生的性行为。

HIV感染高危人群包括男男同性性行为者、静脉注射毒品者、多性伴人群、与HIV携带者或艾滋病患者有性接触者等。

但是在生活中，我们很难知道一个陌生人到底是不是HIV感染者或高危人群。因此，现阶段将高危性行定义为：与非固定性伴或多个性伴发生无保护措施的性行为，且过程中发生了体液（阴道分泌物、精液、血液）的交换。

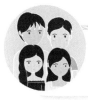

Q15：为什么无保护性行为属于
高危性行为？

　　无保护性行为是指在未佩戴安全套的情况下，与HIV感染状况不明的人发生性行为。

　　如果性伴侣是确诊的HIV感染者，并且未进行规范抗病毒治疗或抗病毒治疗效果不佳，体内病毒没有完全抑制，病毒载量较高，那么，其血液、精液、阴道分泌物内则含有大量HIV。在进行不戴安全套的性接触时，健康的一方就是将自己赤裸裸地置身于危险之中。

　　那么，发生一次无保护性行为就一定会感染HIV吗？

　　或许有人会说，一次无保护性行为感染HIV的概率并不高，不值得杞人忧天。

　　的确，感染是有概率的，且概率会随着无保护性交次数增加而上升。但所谓概率，是大数据下的结论，没被感染则是感染概率低，一旦感染就是100%的感染概率。

　　所以，我们应该时刻警惕，用正确的方法保护自己。

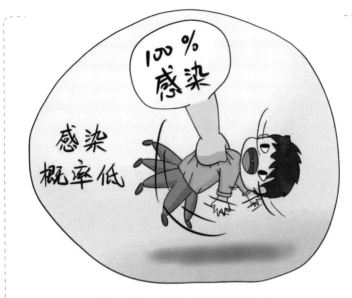

图2.2　在HIV面前，不可抱有侥幸心理

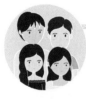

Q16：未经治疗的HIV感染者／艾滋病患者，是否更容易传播艾滋病病毒？

Q16
AIDS

　　是的，未经抗逆转录病毒药物治疗的HIV感染者，体内病毒水平没有被抑制，体液中病毒载量高，传播风险大。

2021年，抗逆转录病毒治疗全球覆盖率为75%，其余HIV感染者可能由于医疗卫生条件差、收入水平低等，不能得到及时的检测和治疗，皆有可能成为传染性极强的艾滋病病毒传染源。

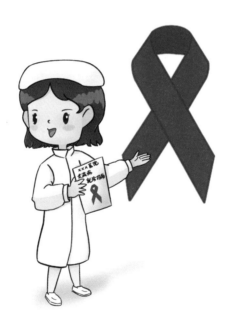

图2.3　HIV感染者需要及时治疗

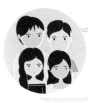

Q17：为什么艾滋病会青睐青少年
和老年人呢？

Q17
AIDS

近年来，新发HIV感染者出现"两头翘"的趋势，即青年学生和老年人群体感染病例不断涌现，感染人数不断增加，逐渐成为艾滋病增长率最高的群体。

国家一直高度重视青少年群体的艾滋病预防，学校也大力推行艾滋病预防教育工作，然而依然有不少学生对艾滋病"认知不足""认知不协调""知而不信""信而不行"，导致15～24岁青年学生的感染现状不容乐观，该年龄段感染人数在11年间就增加十多倍。

中国疾病预防控制中心数据显示，2020年60岁及以上感染者占全年新报告感染数的18.21%。老年群体中依然保持性活跃，拥有多个性伴侣以及与非配偶性伴侣进行无保护性交等已成为高风险因素，再加上老年群体对艾滋病相关健康知识了解不足，且机体免疫力相对较差，很容易让艾滋病趁虚而入。

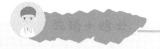

1. 当疫情流行的时候，没有人是一座孤岛，艾滋病病毒是人类共同的敌人，"在所有人都安全之前，没人是安全的"。

2. 精准防控艾滋病，重点关注艾滋病传染源，切断传播途径，保护易感人群。

3. 虽说"人不轻狂枉少年"，但轻狂的你，也该有所为，有所不为。

4. 生活可以丰富多彩，但不可以混乱、放纵。

彼此的阳光

　　小茜是个活泼开朗的女孩，和她在一起，总会感觉到快乐，追求她的男生不少，可是她一直没有遇到一个能让她心动的男孩。

　　直到有一天，小茜在图书馆遇见一个坐在窗边埋头看书的男孩子，金色的阳光洒在他身上，给安静的图书馆平添了几分美好，她总会忍不住看向他，目光在不经意间接触，又迅速移开，心跳却乱了节奏。

　　这大概就是心动的感觉，小茜想要接近他，想和他说话。

　　为了引起他的注意，小茜特意坐到他的对面，鼓足了勇气对男孩说了一句："你好，能借你的书看看吗？"

　　他们就这样认识了，小茜总会主动找他聊天，他大多数时候都是专注而安静地听小茜说话，偶尔也会十分配合地附和一下。他就是这样安静的性子，小茜却恰恰相反，但两人竟然相处得十分愉快而融洽。

　　两人确定了关系，情之所至，也就有了亲密的举动。在性生活中，男孩子每次都会主动全程戴好安全套，小茜看在眼里，更觉得自己的男朋友超级体贴，是个有责任感的男人。

三个月后的某天，小茜策划了一次露营，两人并排坐在帐篷内看着远方的落霞。小茜突然转身抱着男孩，在他耳边说起了情话。在小茜的挑逗下，温香软玉抱满怀的男孩再也忍不住，第一次在没有戴安全套的情况下与她发生了性行为。

事后，看着小茜安静的睡颜，男孩无力地坐在一旁，愧疚无比。经过一番内心煎熬后，男孩摇醒小茜，给她讲了他的过去。

原来，他小的时候曾因一场意外，感染了HIV，发现后一直在进行抗病毒治疗，由于治疗一直很规范，病毒载量一直维持在很低的水平。但是"艾滋病"这个标签，让他始终无法像健康人一样与他人接触，所以他一直把自己封闭起来，直到遇到小茜，她就像一束阳光照进他的生活，给了他无限温暖，于是他想留住这份温暖。

这一次的无保护性行为，让他意识到自己的自私。爱她就不能有所隐瞒，于是他决定把真相说出来，即使她可能会选择离开自己。

听男孩说完，小茜已经泪流满面，突然知道这样的事情，让她无所适从。对艾滋病的恐惧是人之常情，可偏偏又深爱着对方，该怎么办呢？

小茜一直以为艾滋病离自己很遥远，对于艾滋病的知识她知之甚少，她迫切地想知道：无保护性行为一定会传染艾滋病吗？

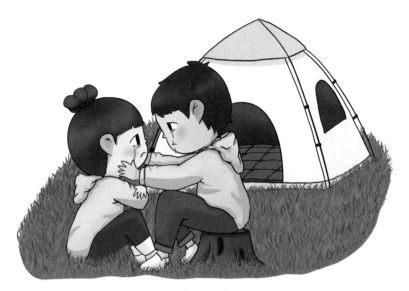

图2.4 坦白

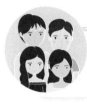

Q18：和HIV感染者发生无保护性行为
就一定会传染艾滋病吗？ **Q18**
AIDS

　　艾滋病传播的主要途径是通过性接触传播，当艾滋病病毒感染者的精液或阴道分泌物中含有大量病毒，在无保护性行为过程中，就有可能会传播艾滋病病毒。那么，每一位艾滋病病毒感染者都能在无保护性行为中传播病毒吗？

　　艾滋病病毒的传播其实是需要满足特定条件的，首先，必须要有足够的病毒量，病毒的含量若是太低，是不足以引起感染的；其次，在性交过程中，还得有含大量病毒的体液交换。

　　艾滋病病毒感染者作为传染源，其血液、体液中病毒含量（即病毒载量）直接决定了传播能力的大小，病毒载量越大，其传播风险越大。

　　如果感染者在确诊后，及时接受规律的抗病毒治疗，依从性较好，且治疗效果显著，体内病毒载量会逐渐下降，治疗时间达24周以上，病毒载量可能下降到检测不出来的水平，即小于检测下限（<20或50拷贝/mL），也就是达到了医学上所说的"病毒学抑制"，此时的传播风险是非常小的，几乎为零。这就是最近医学上非常热门的理论："U=U"，即持续监测不到病毒=没有传染性。

　　所以，与达到病毒学抑制的感染者发生无保护性行为，可以说基本没有感染的风险。

　　这里还需要强调一点，达到病毒学抑制后，并不是就会永远处在低病毒状态。由于不同个体的身体状况不同，体内病毒的含量也会出现波动。若是要经常与HIV感染者／艾滋病患者进行无保护性交，感染者很有必要定期持续监测病毒载量，评估体内病毒复制情况，防止达到病毒学抑制后又出现病毒反弹，增加感染风险。

Q19：与未达到"病毒学抑制"的HIV感染者发生无保护性行为，一定会传染艾滋病吗？

那些没有接受抗病毒治疗的感染者，或者治疗过程中没有规律用药，又或者治疗过程中出现耐药情况的感染者，体内病毒载量水平均有可能比较高，进行无保护性行为的传播风险较大。

风险大，并不意味着每一次的无保护性行为都一定会传播艾滋病。有了足够的病毒含量，还需要在性行为中进行体液交换，才有可能感染艾滋病。根据体液交换程度，感染风险大小也有所不同。

在性接触时，导致皮肤黏膜出现破损程度越大，体液交换越多，感染风险越大。比如，无保护性交次数较多、性交时间长、过程激烈、存在妇科炎症、男性尿路感染、包皮过长或者有其他性病时，都会使感染风险大大增加。

反之，假如双方没有其他疾病，性交时间短，没有出现皮肤黏膜的破损，则感染机会较小。

Q20：在无保护性行为中暴露程度不同，感染风险有何不同？

感染风险与感染者现阶段的病情密切相关。

若感染者实验室检查结果显示，病毒载量低，CD4+T细胞计数正常，且无机会感染相关临床症状出现，属于低传染性，与之发生无保护性行为属于轻度暴露，感染风险较低。

感染者病毒载量高，CD4+T细胞计数低于正常值，且存在机会感染相关临床症状，属于高传染性。发生无保护性行为时，出现皮肤黏膜破损，属于重度暴露类型，感染风险较大。

在现实中，更多的情况是，无法确定对方是否为艾滋病病毒感染者，或者不清楚对方所处的病程阶段，病毒载量和CD4+T细胞计数不明。这种情况属于暴露源不明型，感染风险也不确定。

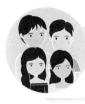

Q21：在无保护性行为中如何做到避免感染艾滋病病毒？

　　艾滋病高风险人群为了预防感染艾滋病，会坚持服用艾滋病暴露前预防药物。那些依从性较高，能坚持规律用药的人员，感染艾滋病的情况也比较少，能有效降低高风险人群的感染率。

　　还有一种情况，在无保护性行为后不会感染艾滋病，即发生暴露后及时有效地进行暴露后预防。这部分人懂得预防艾滋病相关知识，与HIV感染者／艾滋病患者或者感染状态不明者发生体液交换后，会及时寻求帮助，在24小时内服用特定的抗艾滋病药物。面对这种情况，时间是关键，一定要尽早用药，千万不能超过72小时，时间越久，效果可能越差，感染风险就越高。

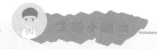

1. 无保护性行为不一定会感染艾滋病，但即使风险再低，一旦遇上便是100%。

2. 动态监测病毒水平，保持治疗效果，才能保障性伴侣安全。

3. 如果你的爱人是HIV感染者，可以选择在专科医生的指导下使用暴露前预防用药，暴露后及时使用阻断药，不要让"艾"成为阻碍。

百密一疏的安全套

小林是全村第一个考入"985"大学的高材生，他带着父母的期望，怀揣着梦想，意气风发地迈向新的生活。在校园里，小林依旧一心扑在学习上，也取得了优异的成绩。

当他与同学们聊天时，他发现他们的大学生活除了学习课堂上的知识，更多的是在培养自己适应社会环境的能力。并且他也惊叹于他们卓越的沟通能力能够使他们轻松把握各种交流机会，可以很快地与身边的同学打成一片。

此时，一向自负的小林，第一次感觉到自己与同学之间偌大的差距，第一次因为自己的情商感到一丝自卑。他也尝试着融入这些人的圈子，可是他们平时经常讨论的话题，都是小林从未接触过的，他只能默默地听，根本插不上话，久而久之，他开始把自己封闭起来，专注于理论知识的学习。

不久，小林顺利通过硕士研究生考试，继续留在校园。身边的人早已成双成对，只有小林还形单影只，每当夜晚来临，他也难免会觉得被孤独笼罩。

其实，曾经也有女生主动向小林表白过，但由于"两袖清风怎敢误佳人"，他不敢直接接受。恋爱是需要资金的，这些费用让囊中羞涩的小林难以负担。

一次，小林偶遇大学室友，两人一起吃烤串配啤酒，谈性渐浓，室友向他吐槽职场的不易，他也向室友说出了自己的心结。

得知小林从未交过女朋友，微醺的室友便带着小林去了附近的一家酒吧，还找了一名美女与小林一起喝酒。在酒精的刺激下，小林放纵了自己。

后来，小林偶然看到一个关于艾滋病的故事，本来风平浪静的心情不可抑制地被恐慌与畏惧统治了。他开始一遍遍回忆当晚的细节，虽确信自己戴了安全套，但依然害怕成为艾滋病的牺牲品。

越是怀疑，越是想要去求证。那段时间，小林每天都无精打采，在人前强颜欢笑，空了便将自己关在宿舍，通过网络渠道，反复搜索、查询艾滋病的相关知识。他不断刷新艾滋病论坛，认真浏览那些网友分享的亲身经历，从中分析他们被感染的原因。当他听说安全套没有想象中的那么"安全"，它存在太多的"漏洞"，以及戴了安全套仍然感染了艾滋病的案例时，小林更加陷入无穷无尽的恐惧中。

无数问题盘旋在小林脑海里，使他久久不能平静，他急需找到专业医生来为他解决心头疑虑：安全套能挡住艾滋病病毒吗？会有"漏网之鱼"从安全套的空隙中"漏"出去吗？安全套能百分百预防艾滋病吗？什么情况下安全套会变得"不安全"？

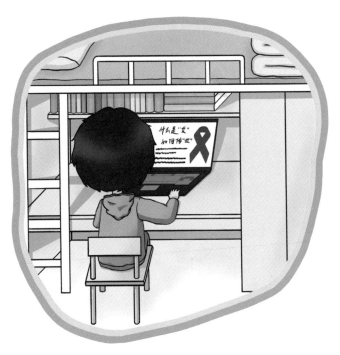

图2.5 小林浏览艾滋病论坛

 Q22：安全套是怎么阻断艾滋病的
性接触传播的呢？

近年来，艾滋病传播途径已经由流行早期的以静脉注射
毒品传播为主演变为现在的以性接触传播为主。

性接触传播，是指经过性接触，包括不安全的同性、异性和双性性接触而引起的艾滋病毒传播。

性接触是如何传播艾滋病的呢？

首先我们要弄清楚，艾滋病病毒存在于感染者的"高危体液"中，即血液、精液、阴道分泌物、胸腔积液、腹水、脑脊液、羊水和乳汁等体液。精液和阴道分泌物中有大量活跃的艾滋病病毒，它们整装待发，时刻等待着最合适的时机，寻找新的宿主。

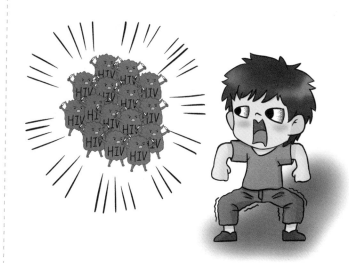

图2.6　病毒整装待发寻找新宿主

在性活动中，由于性器官的相互摩擦，很容易造成生殖器黏膜或直肠黏膜的轻微破损，这时病毒就会通过破损的黏膜乘虚而入，进入未感染者的血液引起感染。

安全套能预防艾滋病的原因在于它可以筑起一层保护膜，将双方"隔离开"，阻断精液或阴道分泌物的"体液交换"，达到物理预防的效果。被阻隔的病毒即使近在咫尺，也只能遗憾地隔着安全套遥望。

Q23：会有"漏网之鱼"从安全套的空隙中"漏"出去吗？

这是一个令许多人担忧的问题，大家总担心安全套不够安全，怕有漏网之鱼，造成终身的遗憾。

这样的顾虑还真不是凭空捏造出来的。有人说：艾滋病病毒极小，直径100～120nm，需要数十万倍的显微镜才能看见，而安全套属于人工合成材料，材料中的缝隙较大，无法形成完美的屏障，病毒完全可以穿透过去。

　　这理论乍听起来好像有几分道理，但其实是完全错误的，下面我们就来看看实验验证的结果吧。

　　大量实验研究证明，艾滋病病毒无法透过安全套形成的屏障，安全套能提供有效的防护。因为艾滋病病毒的传播需要严苛的条件。具体来说，就是需要带病毒的"体液"从一个人体内，直接进入另一个人体内时才能传播。艾滋病病毒不具备自我运动的能力，需要随着体液分子进行被动转移。

　　病毒能否通过安全套，最重要的决定因素其实是安全套能否有效阻止体液的流动。对于黏稠度较高的精液或阴道分泌物来说，是难以透过安全套上的空隙的。

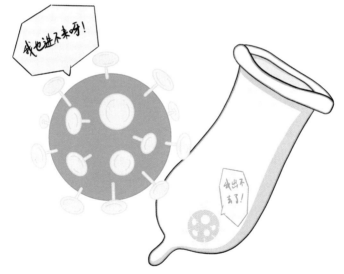

图2.7　黏稠的精液和阴道分泌物中的HIV无法通过完好无损的安全套

因此，即使安全套空隙数倍于病毒直径，只要体液流动被阻碍，病毒也无法通过；就算能够通过，也是极少数，这个病毒量也无法达到感染条件。但是，如果在性交活动中安全套出现了破裂，导致体液外溢，艾滋病病毒就可以畅通无阻地穿过安全套而发生感染。

Q24：安全套能百分百预防艾滋病吗？

即使我们都很期待能有某种措施能百分百地预防艾滋病的传播，但目前看来也难以实现。事实上并没有单一的措施可以让感染风险绝对降到零，安全套也不能。

安全套能对健康人提供有效的保护，是在保证质量完好、使用方法正确、过程中无其他危险行为发生的情况下，但保护效果并不能达到100%。

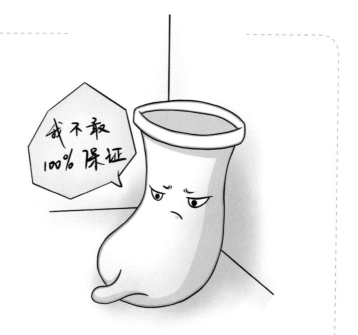

图2.8　安全套自白：我不敢100%地保证

美国疾病控制与预防中心（Centers for Disease Control and Prevention，CDC）曾给出说法："没有破损的安全套，在生物学上被证实是可以100%防止艾滋病感染的。"

而在实际生活中，总会遇到各种各样的情况，比如，不能保证每次使用的安全套质量都可靠，也不能保证每次的使用方法都完全正确，或者安全套在性交过程中也偶尔会出现滑脱或破裂的情况。这些意外使得安全套对艾滋病的实际防护效果难以达到理论水平。

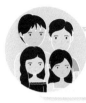

Q25：什么情况下，安全套会变得"不安全"？

以下情况会使得安全套变得"不安全"：

（1）没有全程使用安全套：认为只有精液才能引起艾滋病传播，不射精就不会有机会感染。所以，在性行为过程中，未全程使用安全套，只在后期才把安全套戴上，这种做法是极其危险的。因为在性行为前期已经发生了体液接触，就有可能发生体液的交换，造成感染。

（2）安全套发生脱落：如果安全套大小不适合，或者戴得太浅，在性活动过程中，可能因为摩擦而导致安全套脱落，从而失去防护作用，让双方体液亲密接触。

（3）安全套破损：安全套在使用之前或使用过程中均有可能出现破损。破损的安全套失去了屏障保护作用，含有艾滋病病毒的体液可能会通过破损处流动，发生体液交换。尤其破损较小时，难以被发现。因此，使用安全套之前务必要仔细检查，性活动结束后再次检查其完整性。

Q26：国家卫生健康部门推荐使用安全套预防艾滋病吗？

没错，国家卫生健康部门一直都极力推荐民众正确使用安全套，以预防艾滋病感染，并致力于扩大安全套供应网络的覆盖率。在流动人口集中区域增设安全套销售点或自动发售装置，提高人群购买安全套的方便性和可及性，实现身边的药店、超市及网络平台均可以轻松购买。同时还免费向特殊人群（如感染者）发放安全套。

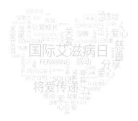

1. 完整的安全套，足以保障我们的安全，请坚持全程使用。

2. 不必总担心安全套会漏，正确使用是关键。

3. 没有任何事情是百分百完美的，我们只能处处谨慎。

4. 如果没有全程使用安全套，或者安全套出现脱落、破损，请及时寻求专业的帮助。

爱的保障

　　小锦是一名单身女青年，她很享受现在一个人的独居生活，自由自在，每天健健身，读读书，做做好吃的，不用围着丈夫孩子打转，时间充沛时，还可以随时安排一场轻松的旅行，去有风的地方，享受一段田园时光。

　　小锦也并非一开始就打算选择单身，她也曾憧憬过浪漫的恋情，希望拥有一个幸福的家庭，养育一个可爱的孩子。但是，恋爱和婚姻并不总是幸福快乐的，也许是对恋爱的期望太高，失望时就越发感到受伤。失意过后，小锦开始享受单身状态，一直保持着这种没有压力、平淡而规律的生活，时间就像平静的湖水一样缓缓流淌。

　　随着年龄的增长，对一些事情的认识逐渐由浅入深，曾经的伤痛已变得无足轻重。同时，小锦也学会了爱自己，接纳真实的自己，认清自己的性需求，她想要找一个相识相知相爱的男人，两相欢娱。

　　小锦期待在亲密关系中，相互不干预对方的生活，尊重彼此的私人空间，势均力敌，不卑微，不讨好，达到生理和心理上的需求都得到满足的状态。

在选择伴侣时，小锦也有自己的原则：不滥交，并爱护自己的身体，用好安全套，保障自身安全。在适当的时候，如果双方都做好承担家庭责任的准备，再考虑结婚的事情。

在一次旅游途中，小锦偶遇了一位各方面条件都不错的男士，经过一段时间的接触，感觉还不错，满足自己对伴侣的期待，便萌生了就此脱单的念头。随着感情的增进，彼此之间相互吸引，生理的需求变得更加迫切，小锦既期待又害怕。由于对对方了解甚少，又羞于提及，使得小锦不得不提高警惕，以避免欢愉之后留下悔恨。

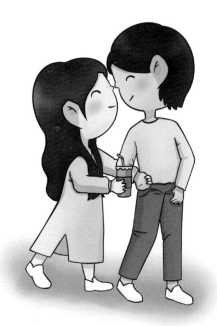

图2.9 约会

据小锦了解，近年来我国性传播疾病感染人数持续增加，其中最可怕的要数艾滋病了。这是一种听起来就让人感觉毛骨悚然的疾病，虽然有药物可以抑制病毒复制，但是无法彻底治愈，且用药过程也会严重影响身体健康，使生活质量下降，因此，在追求性满足的同时，小锦必须要保障自身的安全。

那么，如何选择安全套才能有效地避免感染各类性传播疾病，尤其是艾滋病呢？市面上有女用安全套和男用安全套，这两种安全套分别是什么样的？哪种安全套更安全？女用安全套和男用安全套各自有何优点和缺点？

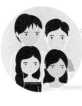 **Q27：什么是女用安全套？**

提起安全套，你首先想起的一定是男性使用安全套吧。事实上，20世纪90年代初，国际上就已经发明出了女性用的安全套，简称"阴道套"。

女用安全套是由聚氨酯特殊材料制成的柔软、透明且坚固耐磨的鞘状套，它的长度约为17cm，厚度为0.42～0.53mm，最大直径为7.8cm。它两端分别有一个易弯曲的环：内环完全封闭，使用时将其紧贴地延伸至阴道的末端，而外环在性交过程中始终置于阴道口外部。

在性活动中，将它提前放入阴道或肛门，能极有效地防止感染性传播疾病，如梅毒、尖锐湿疣、艾滋病等。使用过程中，它宽大的外环口，始终覆盖在阴道外面，能够更大面积地将阴茎与外阴隔离，从而避免性传播疾病的交叉感染。

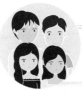

Q28：什么是男用安全套？

男用安全套，相信大家都不会陌生，专业地讲，它是种丝薄的鞘状护套，通过在性交过程中包裹阴茎，避免其与阴道或肛门直接接触，形成一道"物理屏障"，起到避孕和防止性疾病传播的作用。

男用安全套是市面上最常见、最方便、操作最简单的一种安全套，因此在日常生活中使用也最频繁。一般情况下，人们所说的"避孕套""安全套""套套"等，通常就是指男用安全套。

Q29：与男用安全套相比，女用安全套有什么优点？

　　女用安全套是套在阴道里的，而男用安全套是套在男性的生殖器上的，两者在预防艾滋病等性传播疾病的原理上，都是起到"物理屏障"的作用，阻断了疾病的传播途径，并且表现优异。

　　女用安全套因为外环的覆盖面积大，还能比男用安全套更好地预防其他性传播疾病。

　　使用女用安全套不需要阴茎勃起支撑，因此在性活动前几小时戴好都没问题。

　　此外，女用安全套非常宽松，也没有尺寸问题，无论阴茎是大还是小，它全都可以容纳，尤其适合找不到合适尺码的男用避孕套的伴侣使用。

　　在体验方面，女用安全套不与阴茎皮肤紧贴，阴茎可以活动自由，可以减少束缚感对性快感的影响，使双方都能达到愉悦感。

　　也有研究表明，对于女性，男用安全套提供的保护作用，不如女用安全套，这是因为后者是女性自己控制的，在无法要求男性必须戴安全套时，女性可以采用女用安全套保护自己。

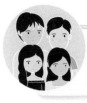 Q30：与男用安全套相比，女用安全套有什么缺点？

虽然女用安全套有诸多优点，但也不是完美的。

相较于男用安全套，女用安全套体积较大，使用步骤相对来说也比较繁琐，而且使用过程中可能出现难以放进阴道的情况。

初次使用时，可能会觉得不习惯，舒适度稍差，让人望而却步。而且，相对于男用安全套来说，女用安全套普及度不高，市场占有率低，价格较昂贵，即使愿意使用，也会出现买不到的尴尬情况。

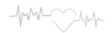

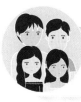

Q31：与女用安全套相比，男用安全套有什么优点？

毋庸置疑，男用安全套的大众接受度最高，几乎不存在任何争议，它在避孕的同时还能够有效预防部分性传播疾病。

男用安全套在市面上非常常见，可供选择的范围也非常广，无论在何处，你都能很容易买到自己心仪的产品，许多机构或组织还会定期向公众免费发放。

Q32：与女用安全套相比，男用安全套有什么缺点？

很多时候，男用安全套的使用主动权掌握在男性手中，而男性主动佩戴率普遍较低。尤其是对于女性性工作者来说，她们很多时候都没有自主权，容易被迫接受无套性交，导致艾滋病等性传播疾病的感染。

另外，若使用的安全套尺寸不适合，容易导致防护失败。安全套尺寸较小时产生的束缚感会降低性活动质量，精液可能溢出，动作猛烈时还可能挤破安全套。安全套尺寸过大时，则可能滑脱至阴道内，失去防护效果。

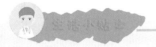

1. 无论男用安全套，还是女用安全套，只要能隔离艾滋病，都是好套套。

2. 自己的身体，自己做主，可以尝试一下专为女生设计的套套。

让爱不留遗憾

筱雅是个爱笑的女孩，微微一笑，灿若星辰的眸子闪烁着灵动和清纯，浅浅的酒窝在水蜜桃一样的脸庞上若隐若现，显得娇俏可人，令人难以移开双眼。

某一天，筱雅在动车上邂逅了一个男生，他坐在她对面，一直埋头作画，偶尔抬头，目光掠过她的脸颊。筱雅垂下眼眸，内心荡起一阵阵涟漪，白皙娇嫩的脸庞浮现出淡淡的红霞。快下车时，他把画稿送给了筱雅。

冰雪聪明的筱雅感觉到爱情要来了，因为这个男生正是令她心动的人。两周后，一向矜持的筱雅，在男生浪漫的追求下，与他牵手进入甜蜜的恋爱状态。

交往中，两人之间也时不时有一些亲密动作，随着感情的发展，"亲亲""抱抱""举高高"都成了他们的日常互动，偶尔男生也会向筱雅提出发展更深层的关系。开始时，筱雅有些抗拒，希望感情慢慢发展，等规划好未来的生活，才自然而然地发生性关系。

男生在被拒绝后，没有生气，也没有抱怨，而是对筱雅越发宠溺，会默默帮她做很多事情，筱雅知道后总会被感动到眼睛湿润，也认定了他就是自己一直等待的白马王子。

多次感动之后，筱雅就打开了"防线"。她想，既然他就是她的白马王子，那么她早晚都是他的人，结婚只是个形式而已，与他发生性关系才能表明自己的真心，这也是爱情最美的样子。

越想越期待，筱雅已迫不及待地想把自己的想法付诸实践。就在她一遍遍练习该如何向男生表达自己的心意时，"预防艾滋病的宣传语"引起了筱雅的注意。沉浸在爱情中的筱雅突然冷静下来，她想：尽管自己很爱他，也十分信任他，也正因为这样，所以有必要做好安全防护措施，毕竟健康才是爱的保障。

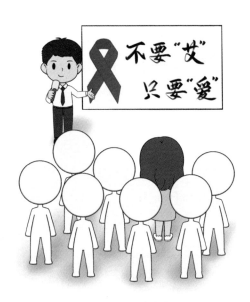

图2.10 艾滋病宣传

筱雅并非杞人忧天，也不是戴着"有色眼镜"看待艾滋病，她是个很有爱心并且热心做公益的女孩。性必须建立在爱的基础上，而爱必须以健康为保障，这是对自己负责，也是对爱人负责，更是对社会负责。

在认真学习了防艾知识后，筱雅得知安全套不仅能够避孕，还能有效预防各类性传播疾病，其中当然包括艾滋病，这非常符合她现在的需求。

像筱雅这样的小女生，对安全套既熟悉又陌生，她听说过，也在超市里看见过，却没有使用过，对安全套如何正确使用还是一知半解。

经过了解，筱雅仿佛打开了新世界的大门，原来关于安全套的使用有如此多的知识点，必须做好小笔记，时刻谨记，保障安全。

筱雅是个行动派，她说干就干，立即整理了一大篇笔记，内容包括：佩戴男用安全套的正确方法及值得注意的细节，女用安全套的具体佩戴方法，发生性行为时安全套脱落或破损的紧急处理措施，等等。

Q33：如何规范佩戴男用安全套？

Q33
AIDS

　　我们对男用安全套并不陌生，但对于如何正确使用男用安全套大家未必十分了解。只有正确使用完好无破损的安全套才能达到预防艾滋病的作用，因此，必须保证每一次的使用都是规范的。具体该怎么做呢？下面我们就来仔细说一说。

　　首先，安全套应储存在阴凉处，避免高温，减少摩擦。

　　使用前，应仔细检查产品包装，确定包装完好，在有效期内。

　　打开包装时，动作轻柔，避免用力撕扯，禁止用牙齿或其他锐器撕开包装，指甲过长时，应注意指甲勿划破安全套，保持安全套的完整。

　　打开包装后，检查安全套质量，判断颜色、弹性是否发生改变，检查润滑油是否变黏稠。如果有异常，请及时更换。

　　阴茎勃起后，在接触对方阴道、口腔或肛门之前戴好安全套。男性勃起状态下可能会分泌前列腺液，艾滋病患者的前列腺液及阴道分泌物内可能含有大量艾滋病病毒，即使只是在阴道外摩擦，也有可能发生体液交换。

佩戴安全套前，应捏紧前方储精囊，排出空气，给储存精液腾出足够空间，防止使用中由于空气的存在导致储精囊被挤破。

检查完毕后，可将安全套套到勃起的阴茎上，尽量翻至阴茎的根部，防止安全套中途滑落。

射精后，应当在阴茎根部握住安全套，一同撤离，阴茎完全疲软前，小心取下安全套，防止精液与对方二次接触。

 Q34：如何正确使用女用安全套？

女用安全套正确使用方法如下：

（1）查看外包装，检查包装完整性及有效期，打开包装时注意动作轻柔，不要用力拉扯包装袋，也不要用锐器打开包装袋；

（2）取出女用安全套，区分内环和外环，封闭端小的环是内环，大的环是外环；

（3）找到一个舒适的姿势躺好；

（4）用拇指和食指捏住内环的两侧将它送入阴道，用食指将其沿着阴道后壁尽量推入深一点，直到它靠在子宫颈上；

（5）确保安全套没有扭曲变形，将外环保留在身体外部，覆盖阴道开口；

（6）佩戴好后，可以打开安全套，并引导对方阴茎进入；

（7）在阴道性交期间，如果使用者感到阴茎在安全套和阴道壁之间滑动或外环被推入阴道内，请及时停止性交；

（8）性交结束后，可以扭转大环，封闭安全套，防止精液漏出，然后轻轻扭动外环，将其从阴道内拉出；

（9）女用安全套不能和男用安全套一起使用，不然会出现"1+1＜1"的效果。

Q35：在使用安全套的过程中，哪些情况可能会导致安全套破损或脱落？

以下情况有可能导致安全套破损或脱落：

（1）存储不当：安全套如果储存不当，例如放置于高温环境中，或者与其他物品一起放置而发生挤压、摩擦时，容易导致安全套破损。

（2）动作粗暴：在取出安全套的过程中动作粗鲁，安全套容易被包装袋边缘或手指甲划破。

（3）润滑剂选择不当：使用脂溶性润滑剂，如婴儿油、凡士林、按摩乳、植物油或其他油类，都可能破坏安全套的完整性，导致安全套破损。

（4）润滑度不够：当阴道或肛门润滑度不够充分时，摩擦力会显著增加，安全套破损概率也会增加，因此，可以适当使用水溶性润滑剂，以减少摩擦力。

（5）使用多层安全套：有的人为了能够拥有更好的防护作用，会一次性佩戴两个安全套，这样做不仅起不到双重保护作用，反而会因为安全套之间相互摩擦，增加破损的可能性。

（6）安全套使用时间过长：一个安全套的使用时间不应超过半小时，使用时间过长，破损的可能性也会增加。如果性活动时间较长，可以过一段时间更换新的安全套。

（7）尺寸不合适：安全套大小不合适，佩戴位置不当，容易引起安全套滑脱。

（8）安全套质量不合格：使用过期或者假冒伪劣的安全套，也容易发生破损。

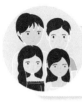

**Q36: 安全套破损或者脱落该如何
紧急处理?**

在性行为活动中,如果安全套破损或脱落,应立即停下来,更换新的安全套。

如果是在高危性行为中发生安全套破裂或脱落,那么,此次性行为相当于一次无保护的性行为,具有极高的传播风险。此时,应立即停止性活动,并用流动水冲洗10分钟以上,降低感染性传播疾病的风险,即便是这样,也不能保证安全。因此,事后应尽快到相关医疗机构就医,进行预防性用药。首次服药时间最好在24小时内,一般不要超过72小时,时间越长感染风险越大。

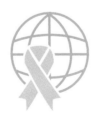

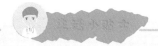

1. 坚持正确使用安全套，可有效预防艾滋病等性传播疾病。

2. 让每一次的"爱"，都不会有遗憾。

3. 每个女生都应该懂得爱自己，可以选择女用安全套，"爱"由自己掌控。

4. 安全套破裂莫惊慌，阻断药快来把忙帮。

"艾"的热吻

　　浩然是一名程序员，由于工作的原因需要驻场开发，全年大部分时间都在外地出差，他入行已经七八年了，一直过着这样的生活。他和妻子是高中同学，算是青梅竹马，两小无猜，即使两人聚少离多，依然感情牢靠。今年年初，两人携手走进了婚姻的殿堂，为了能照顾家庭，浩然和妻子商量后决定，等这个项目结束后，重新换一个不用出差或者出差时间较少的工作。

　　经常出差的工作虽有很多不如意，但也有它的优点，比如：开销少，工资收入绝大部分可以留存，并且出差补贴也比较可观。经过几年的积累，浩然用积蓄买了一套两居室的新房。付了首付和装修费，小两口还欠下了几十万的贷款，需要在未来慢慢偿还。

　　有了房贷，浩然就有了压力，也不敢在这时候轻易换工作。要换工作也一定得十拿九稳，保证待遇比现在高才行。因此，他白天完成现有的工作后，晚上就开始关注各类招聘信息，待遇好的单位不仅工作强度更大，对员工的要求也自然更高，浩然试投了几份简历，但都石沉大海，杳无音讯。

这天晚上，浩然坐在电脑前跟妻子视频聊天，妻子跟他分享了许多开心的事情，并没有追问找工作的情况，不想给他施加压力。聊天结束后，浩然一个人躺在床上，看着周围的环境，孤独感隐隐地涌上心头，他想家了，想念妻子，非常地想。

这段时间，浩然的睡眠质量直线下降，他开始失眠，晚上睡不着，白天犯困，整天看起来精神不佳。一起出差的同事看到浩然的状态，决定拉着他去喝两杯，有助睡眠。

他们去了酒吧一条街，两人来到江边入座，喝着小酒，看着两岸的景色，别有一番滋味。大概是薄酒忘忧，可以让生活中的压抑得到短暂的释放，浩然放下酒杯，踩着舞步滑入舞池。刚到舞池边，便被一位火辣的女孩搂住了，两人一起翩翩起舞。浩然之前一直被压抑着的感情在这一刻爆发，他俯身吻住她的唇。女孩愣了一秒后，没有拒绝，反而将手绕上他的脖子，加深了这个吻。

回到住处，同事笑着打趣浩然，说道："你小子，平时看着挺正经，没想到这么放得开。感觉怎么样？胆子真大，也不怕染病！万一她有艾滋病怎么办？"

同事的话就像一盆冰水迎面泼来，浇醒了他浓浓的醉意，热吻的一幕又重新出现在脑海中，浩然吓出了一身冷汗，立刻懊恼不已，不仅因为自己背叛了妻子，更是因为同事口中的"艾滋病"三个字。

今晚注定又是一个不眠之夜，浩然打开手机查询艾滋病的相关信息，居然刷到"接吻感染艾滋病"的帖子，吓得他四肢发软，心跳得差点儿蹦出了胸腔。

如果自己真的不幸遇到的就是艾滋病患者或者HIV感染者，那么与她接吻会感染艾滋病吗？这个问题就像魔咒一样始终盘旋在浩然的脑海里，他迫切地希望得到专业人士的解答。

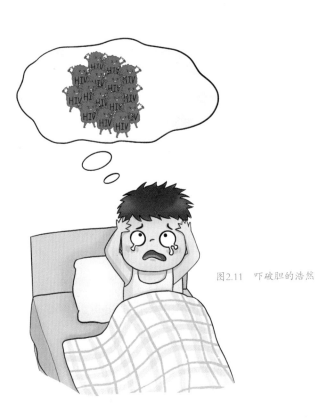

图2.11 吓破胆的浩然

Q37：HIV感染者的唾液中有没有 HIV?

　　根据美国疾病控制与预防中心（CDC）和世界卫生组织（WHO）的指南，下列体液被归类为高危体液，因其可能携带高浓度的HIV并导致感染：HIV感染者／艾滋病患者的血液、精液、阴道分泌物、直肠分泌物、乳汁等。在医疗场所，以下体液也被列为潜在的高危体液：胸腔积液、腹水、脑脊液、羊水、心包积液。

　　上述故事中所谈及的唾液，俗称"口水"，总给人不雅之感，可它却在中医上被称为"金津玉液"。唾液除含有水分外，还含有对人体有益的物质成分，比如，唾液中的一些"免疫活性物质"。虽然唾液具有某些健康益处，但其免疫作用在抵御特定病毒（如HIV）方面有限。研究表明，唾液中的某些蛋白（如HIV抑制因子）和抗体确实能减少病毒在唾液中的存活，但这并不意味着唾液有足够强的作用完全"清除"HIV，而是表明HIV在唾液中的浓度极低且活性受到抑制。

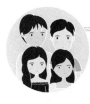

Q38：唾液是"安全体液"，那么和HIV感染者／艾滋病患者接吻安全吗？

Q38
AIDS

　　这个问题并没有统一的答案，需要根据具体情况具体分析。

　　HIV的传播需要满足一定的条件，传播途径也具有极其严格的要求，并不是随随便便就能轻易地从传染源传播给其他人的。因此，只有HIV感染者／艾滋病患者口腔分泌物中携带着足够量的HIV，且在接吻这一过程，这些口腔分泌物有机会接触到你的血液，才会有传染成功的可能性。

　　普通的接吻，如果只有嘴唇与嘴唇的接触，几乎不会或只会接触很少量的唾液，HIV想传播也找不着机会。

　　如果是浪漫的"法式热吻"，舌头在彼此口腔内舞动，并伴随着充分的体液接触，而且双方同时存在口腔健康问题，如口腔溃疡等，则可能会有感染的风险。

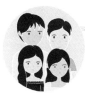

Q39：HIV感染者口腔不健康时，"法式热吻"一定会传播艾滋病吗？

　　根据双方口腔情况，传播的风险会有所不同，接下来我们就具体聊一下可能存在的情况。

　　热吻的一方如果是HIV感染者，尤其是发展到艾滋病期的患者，CD4+T淋巴细胞数量下降，免疫功能被破坏，往往会出现一系列的口腔感染问题，常见问题包括：口腔念珠菌感染、单纯/带状疱疹感染、HIV相关性溃疡、HIV 相关性牙周病等。这些口腔问题，可能会导致口腔黏膜破损、出血，含有大量HIV的血液经过破损处进入口腔，引发传播风险。

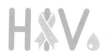

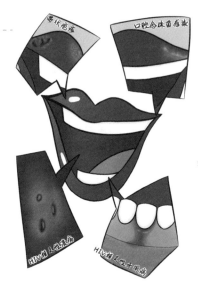

图2.12 口腔念珠菌感染、单纯/带状疱疹感染、HIV相关性溃疡、HIV 相关性牙周病

这时，热吻的另一位主角也需要好好评估一下自己的口腔，是否存在严重的牙龈出血、口腔溃疡等问题，并形成了"开放性伤口"，即"新鲜、开放、正在流血"的伤口。

如果没有"开放性伤口"，口腔黏膜完好无破损，对方的唾液、血液等无法与你发生直接的体液交换，HIV无法进入你的体内，则感染风险较低。

如果存在"开放性伤口"，则可能发生体液或血液的交换，感染HIV的风险是较大的。

另外，一般的口腔溃疡和牙龈出血并不算新鲜的、开放性的伤口，其病损面非常的表浅，发生体液或血液交换的可能性也不高。而且，若真的存在"开放性伤口"，应该也没有热吻的心情了吧！

Q40：HIV感染者口腔黏膜完整时，"法式热吻"就一定安全吗？

　　HIV感染者经过抗病毒治疗后，体内病毒得到抑制，病毒载量下降，CD4+T淋巴细胞数量恢复正常值，身体免疫功能重建成功，机体恢复战斗力，口腔问题也相应较少出现。口腔黏膜完好无破损时，唾液属于"安全体液"，一般不会传播HIV。

　　再来说一下，热吻中的另一方，口腔黏膜完好无破损时，即使接触的唾液内含有少量的HIV，人体的唾液酶对HIV有抑制作用，不会轻易发生感染。

　　如果口腔内存在牙龈出血、口腔溃疡等问题，即存在"新鲜、开放、正在流血"的伤口时，虽然唾液对HIV有一定抑制作用，但其战斗力有限，并不能百分百地杀灭病毒，因此，还是存在一定的感染风险。

1. 洁身自好，守护家人。

2. 告别"艾恐"，正确认识艾滋病，不信谣，不传谣。

3. 唾液是"安全体液"，畅享热吻需保证让口腔黏膜完整无破损，但"安全体液"也不能100%保障安全，防"艾"不恐"艾"，不掉以轻心。

从黑暗到黎明

　　小武心里一直藏着一个秘密，那就是他的特殊身份——艾滋病患者。正是这个标签让他抬不起头，不敢面对这个世界，将他置身于黑暗的角落，使他只能可怜地独自舔舐伤口。

　　但幸运的是，小武在一次就医时，遇到了一位很有爱心的医生，医生给了他很多鼓励和帮助，让他有勇气面对自己，有信心积极抗艾。于是他向父母坦言了自己的病情，没想到母亲并没有责难他，反而给了他一个紧紧的拥抱，含着眼泪说："孩子，你受委屈了。记住，家永远是你的依靠！"

　　那一刻，小武心中燃起了抗艾的斗志，他认识到，唯有接纳自己的不完美，才能不负此生。于是，他一边坚持治疗，一边积极参加各类公益活动，不断把"正能量"传递给更多"同病相怜"的人。

　　渐渐地，小武结识到了许多和他境遇类似的艾滋病患者。他像那位热心肠的医生一样鼓励他们，帮助他们走出黑暗，和他们一起携手奔向黎明。他还和他们一起参加艾滋病防治宣传活动，为艾滋

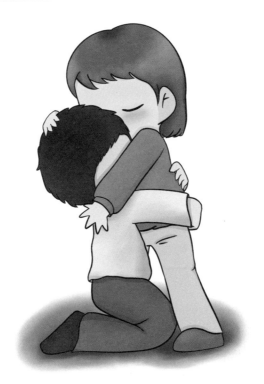

图2.13　母亲的拥抱

病患者及艾滋病病毒携带者提供志愿者服务。

　　规律的抗病毒治疗遏制住了小武体内病毒的疯狂复制，病毒浓度的下降使他的身体恢复到了接近正常人的水准。积极向上的人生态度使小武获得了一份满意的工作，而工作又增加了小武的自信心，使他对未来充满希望。这是一个良性循环，是父母、医务人员和社会最希望得到的正反馈。

　　在与艾滋病患者这个身份和解后，小武感觉天空更蓝了，世界更有爱了，爱情似乎也能成为一件敢想的事情。

　　在一次诊疗过程中，小武向医生说出了自己的愿望和对未来生活的憧憬。他想知道，像他这样的艾滋病患者还能勇敢地去追求爱情、享受爱情吗？如果遇到自己心中的那个"她"，应该怎么做才能保护好爱人呢？

Q41：得了艾滋病还能过性生活吗？

　　本书开头已经讲到，艾滋病患者跟正常人一样享受婚姻自由，同样艾滋病患者也是可以过性生活的。

　　性是人类的基本需求，合法的性也是人的基本权利。根据《艾滋病防治条例》第三十八条规定：艾滋病病毒感染者和艾滋病患者应当将感染或者发病的事实及时告知与其有性关系者。同时，应采取必要的防护措施，防止感染他人。

　　因此，艾滋病患者是可以享受性生活的，但是在享受性爱的同时，必须履行告知的义务。

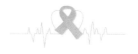

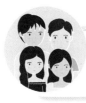

为"艾"解忧
——关爱同行篇

Q42：性生活中该如何科学防范艾滋病的传播？

正确使用安全套能有效预防艾滋病传播。一定要注意，安全套只能一次性使用，千万别反复使用，而且一定要坚持全程正确使用安全套。其实除了性交外，还可以通过拥抱、抚摸、亲吻等获得性满足。

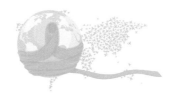

1. 不幸中"艾"，及时用药阻断。

2. 不要让HIV把自己变成恶魔，不要隐瞒和恶意传播艾滋病。

3. 坚持服药，降低病毒载量，"性"福可回头。

因"艾"相识，为爱而戴

小化是一名艾滋病患者。从得知HIV感染到积极治疗，他经历了消极、绝望到自甘堕落的心路历程，自从遇到同样是艾滋病患者的小武，在小武的积极影响和热心帮助下，他才试着从黑暗中爬起来，一步步走出黑暗，走向现在的黎明。

自从小化心中燃起了生命的希望，他变得乐观开朗、积极向上，这得要感谢小武，是小武告诉他：唯有接纳自己的不完美，才能不负此生。

人就是这样，越是悲观就越是艰难，越是乐观就越是幸运。心境改变后的小化很快就找到了一份满意的工作。

工作不仅让小化尝到了自食其力的甘甜，还让他自信心倍增，让他对人、对事、对世界都耐心了很多。他也希望能像小武一样，帮助到更多的艾滋病患者，帮助他们走出黑暗，重新树立生活的信心。

工作中的小化非常认真努力，工作之余，他就和小武一起参加公益活动。每年的艾滋病防治日，他都去参加艾滋病防治宣传的活动。他希望自己踩过的坑，别人不要再踏；自己走过的弯路，别人可以少走或不走。

在公益活动中，小化发现，原来有很多人也在热心做艾滋病防治宣传工作。在一次志愿者活动中，小化心里的阳光也照进了另一位同为艾滋病患者的姑娘的生命里。接触越多，了解越多之后，爱情就在不知不觉中悄悄萌芽，他们从最开始的朋友逐渐发展为恋人。

爱情从天而降，小化非常珍惜，他不想因为艾滋病患者这种特殊的身份而失去爱情，于是他向好友小武讲述了自己的心事。

小武也曾期待过爱情，他曾向专业医生咨询过艾滋病患者性生活方面的相关知识，于是他毫无保留地把这些知识分享给小化，并祝贺他找到了真爱，希望他们能白头偕老。

小化也与女友分享了这些内容，但女友提出了一个问题：既然两个人都是HIV感染者，同时也在积极接受治疗，病毒数量控制得不错，CD4+T淋巴细胞水平也较为稳定，那么，在性活动中是否可以不戴安全套呢？

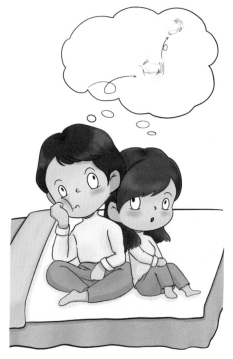

图2.14　小化和女友的疑问

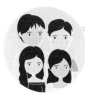

Q43：我和对象都是HIV感染者／
　　　艾滋病患者，可以不戴套
　　　过性生活吗？

　　这需要视情况而定。如果双方按时随访，按疗程服药，
定期监测病毒载量，病毒已经得到完全抑制，并且没有合并

其他性传播疾病的情况下，可以不使用安全套。但如果一方有皮肤黏膜破损，或一方病毒控制情况不明，则建议全程规范使用安全套。

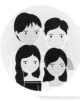

Q44：如果我们不戴套过性生活会有什么危害？

如果在性活动中不使用安全套，可能引发以下3个方面的问题：

（1）由于HIV有多种亚型，如果双方的亚型不同，那么可能会增加交叉感染的风险，导致免疫力破坏加剧，并影响抗病毒治疗效果，从而导致病情恶化。所以性行为过程中建议使用安全套。

（2）耐药性风险增加。如果其中一方存在不规律服药，有可能通过性接触将耐药病毒株传播给对方，增加治疗难度，导致病情恶化。

（3）如果其中一方性伴侣不固定，还可能感染其他性传播疾病。

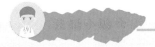

1. 性爱有一"套"，安全有保障。

2. 对象要唯一，"双腿不可向外劈"。

3. 爱情易上头，理智驻心头。

倾听夜的声音（一）

还是小化，只不过这次的故事不是发生在他本人身上。

一次，小化参加了一场名为"倾听夜的声音"的公益活动，这个活动印发了许多宣传单，并公布了一个电话号码。宣传单上写着，当发生"恐艾"行为又无处寻求帮助时，可以拨打这个号码，通过电话讲述自己的故事。这一晚，刚好是小化值班。

电话铃响起，小化拿起电话还没来得及问好，就已经感受到了电话那头惶恐的气息。

对方是一名大二学生，在网上认识了一位网友，某个晚上，网友突然出现，二人相谈甚欢，又喝了一些酒，然后相互搀扶着去了酒店，结果未料想对方却是个HIV携带者。

这件事吓得这位倾诉者瞬间酒意全无，飞奔出了酒店，震惊、恐惧、疑惑充斥在心间。在天桥上、公路边、汽车飞驰的路口，他看到的只有绝望。这时，他看到掉在地上的宣传单，上面有一个求助热线，于是有了文章开头的那一幕。

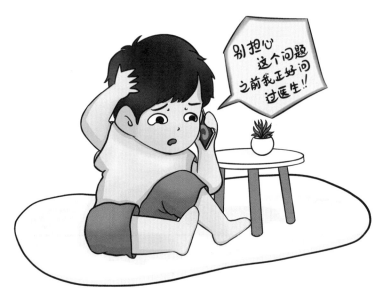

图2.15　打电话的青年

　　电话那边问，如果网友感染了HIV，自己和她有过生殖器摩擦，会不会被感染？

　　小化急忙安慰道："你别担心，这个问题我刚好之前问过医生。"小化把向医生咨询的情况告诉这位咨询者，并建议他立即前往就近的正规医疗机构进行暴露后阻断治疗。电话那头匆匆说了声"谢谢"就挂断了。

　　通话结束后，小化认为很有必要把医生的建议进行整理，说不定后续的值班者能用得上，这样可以帮助到更多的人。

Q45：HIV感染者都具有传染性吗？

是的，HIV感染者都是具有传染性的。

从感染HIV到发展为艾滋病，可分为急性HIV感染、无症状HIV感染和艾滋病3个阶段。HIV感染者包括急性期HIV感染者和无症状HIV感染者。这两个阶段的患者体内都存在HIV，都有传染性。

比较特殊的是，在HIV感染后2～6周，体内抗体检测虽然为阴性，但不代表此时期没有传染性，该时期被称为"窗口期"，也是具有传染性的。

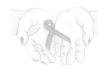

Q46：与HIV感染者进行体外性行为
会感染艾滋病吗？

与HIV感染者进行体外性行为，如生殖器摩擦等是否会感染艾滋，这个问题要分情况而定。体外性行为需考虑几种情况：

（1）伴侣双方生殖器都没有皮肤黏膜破损，且分泌物接触较少。就好比一个装了水的气球，用手反复捏，手上没有伤口，气球也没有破损，这种情况下感染HIV的概率较小。

（2）生殖器皮肤黏膜出现破损的情况下，即使是轻微损伤的黏膜接触了含HIV的分泌物，都会有感染HIV的风险，若对方HIV感染正处于病毒大量复制时期，则感染HIV的风险增大。

因此，为确保自身的安全，应尽量避免无保护的体外性行为。

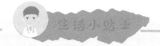

1. HIV感染有窗口期，在窗口期虽然测不出来抗体，但实际上窗口期也具有传染性。

2. 全程戴好安全套有助于预防HIV感染。

3. 在爱情面前也要保持冷静，否则，快乐几分钟，后悔一辈子。

倾听夜的声音（二）

又是一个夜深人静的夜晚，在"倾听夜的声音"值班的是小化的女朋友小岑。

小岑整理着今天在医院咨询的问题，其中有一个问题是大家常常混淆的：艾滋病就是性病吗？这时电话铃响了，听筒那头传来哭泣的声音，是一位焦急的女士，道不清楚原委，只是语无伦次地询问了一连串问题：我是不是得了艾滋病了？我该怎么办？我好害怕……

这样的情况小岑见多了，当下要做的就是平复对方的情绪，然后问清楚情况。小岑连忙安慰道："女士，您先别急，咱们慢慢说。您可以先详细讲一下事情的经过吗？"

对方声音颤抖地回答："我下体长了好多个肉疙瘩，我去看了医生，医生怀疑我这是性病，现在检查报告还没出来，我怕自己是得了艾滋病……"

小岑问道："您近来有发生过不戴套的性行为吗？"

女士支支吾吾地回答："两个月前有一次……"

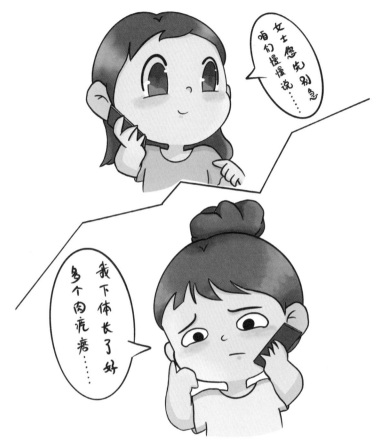

图2.16 小岑与女士通电话

　　小岑听完女士的回答后，明白了她的疑惑和顾虑，刚好总结的资料可以帮助到她，于是逐一地为女士答疑解惑。

Q47：艾滋病就是性病吗？

　　艾滋病和性病在概念范畴上是不一样的。性病是一类疾病的统称，艾滋病只是性病中的一种。

Q48：什么是性病？

　　性病的医学术语为性传播疾病，是以性接触为主要传播方式的一组疾病，可引起生殖系统病变，严重感染者还可能累及全身其他器官。

　　狭义的性传播疾病主要包括梅毒、淋病、生殖道沙眼衣原体感染、尖锐湿疣、生殖器疱疹和艾滋病6种。

　　广义的性传播疾病还包括软下疳、性病性淋巴肉芽肿、非淋菌性生殖支原体尿道炎（宫颈炎）、生殖系统念珠菌病、阴道毛滴虫病、细菌性阴道病、传染性软疣、乙型肝炎、丙肝等病毒性肝炎。

Q49：性病都是通过性传播的吗？

性传播疾病的主要传播途径为性接触传播，也包括其他传播途径，具体传播途径如下：

（1）性接触传播：异性或同性性交是主要的传播方式，其他行为如口交、肛交、手淫、接吻等会导致传播概率增加。

（2）间接接触传播：接触被污染的衣服、使用感染者用过的公共浴室、浴巾，共用卫生器具或公用剃刀等可能感染部分性传播疾病。

（3）血液传播：共用注射器注射吸毒或输入病原体污染的血液制品等。

（4）母婴垂直传播：母体的HIV通过胎盘感染胎儿，分娩时胎儿在产道被感染，或通过母乳喂养感染婴儿。

（5）医源性传播：被污染的医疗器械经有创方式感染他人，医务人员发生职业暴露等。

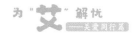
（6）器官移植、人工授精等特殊医疗行为导致的传播。

Q50：性病能治好吗？

　　能否治愈主要还得看是哪一种性传播疾病，有的能治愈，有的不能治愈，需具体情况具体分析。无论是哪种疾病，一定要前往正规的医疗机构寻求帮助，将疾病伤害程度降至最低。

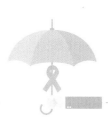

1. 性传播疾病重在预防，每个人都是自己健康的第一负责人，了解性传播疾病相关知识也是每个人的责任。

2. 避免高危性行为，如多个性伴侣、滥交、无保护性行为等。

3. 不幸感染性传播疾病，应积极到正规医院治疗。

4. 感染性疾病后，不可故意传播给他人，报复社会不会缓解自己的痛苦。

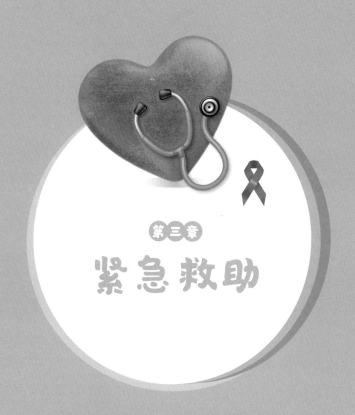

第三章

紧急救助

急诊室的阴天

夜色笼罩的急诊中心，患者的痛苦呻吟，家属的无助哭泣，各种医疗仪器急促的报警声，交织成一曲关于生命速度的交响乐……

穿着白色"战袍"的医护人员来来往往穿梭在抢救室，每个人都在为一个目标而奔忙——争分夺秒，全力抢救每一个需要抢救的生命。

将手头这名患者收治入院后，王医生抬头看时间，已经是凌晨2点，他是今天值班的急诊外科医生，已经在岗位连续奋战了8个多小时，现在终于可以去值班室休息一下了。

刚躺下没有多久，王医生就被一阵急促的电话铃声叫醒了，电话里传来护士急促的声音："王医生，有一名意外摔伤的患者需要您紧急处理！"

刘响，45岁，晚上和几个好兄弟一起喝了几瓶啤酒，吃了点小烧烤……骑电瓶车回家时，因为雨天湿滑，没戴头盔，摔倒致额部外伤。额头上的鲜血混合着雨水不停地流淌，疼痛使刘响的醉意醒了大半。他立即脱下衣服压住伤口，并慌忙拨打了120。

迅速查看患者后，王医生对刚刚赶到的家属交代："患者因意外摔倒而受伤，伤口比较深，需要在局麻下进行清创缝合手术。"家属连连表示感谢，并催促着赶紧进行手术。

手术过程中，刘响酒劲上来，突然紧紧握住王医生的右手臂，尖锐带血的针头瞬间划破了王医生左手的手套。

脱下手套后，王医生发现左手针刺处已出血，他意识到自己发生了针刺伤，于是立即镇定地进行紧急处理。

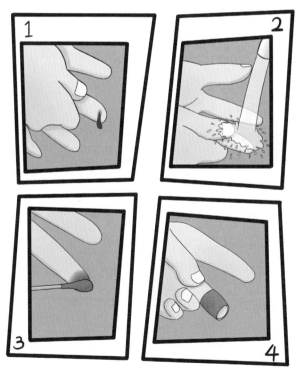

图3.1　王医生处理针刺伤图片

安置好刘响后，王医生不忘询问刘响和家属，是否有传染性疾病，刘响表示自己身体一直很健康，从未住过院，肯定没有传染性疾病。

王医生解释说："我刚才给您清创缝合的时候发生了职业暴露，现在需要您抽血化验，希望您能配合。"

按照医院发生职业暴露的上报流程进行了上报后，疲惫的王医生又回到值班室休息，虽然针刺伤对急诊医生而言很常见，但不知怎么的，这次意外却让王医生感到十分忐忑不安，他辗转反侧，怎么也睡不着。

早上8∶00，雨已经停了，但天空阴沉沉的，检验科小邓打电话过来："王医生吗？刘响的抗人免疫缺陷病毒抗体（1+2）型阳性，待确定！"

王医生突然感觉脑子里"嗡"的一声，眼前天旋地转，无法冷静。他一屁股跌坐在椅子上，想着自己读了5年本科，3年硕士，3年博士，毕业工作没几年，也没攒下什么钱，还没有结婚生子，还没有好好孝敬父母……

"对，预防性用药……"王医生突然清醒。作为一名医生，他要始终保持头脑清醒，采用科学的方法处理。

经过感染科医生评估后，认定王医生的职业暴露属于HIV二级暴露，立即实施了预防性用药，最大限度地保障王医生的身体健康，幸运的是后续连续监测提示王医生的抗体检测均为阴性！

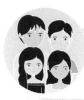

Q51：HIV暴露源危险度是怎么
分级的？

HIV暴露源危险度分级如下：

（1）低传染性：指病毒载量水平低、暴露源接受ART并有持续病毒学抑制。

（2）高传染性：指病毒载量高、AIDS晚期、未接受ART或不规律服药者。

（3）暴露源情况不明：指暴露源所处的病程阶段不明，暴露源是否为HIV感染不明，以及污染的器械或物品所带的病毒载量不明。

Q52：发生HIV暴露后，如何实施
阻断用药方案？

首选推荐方案为替诺福韦/恩曲他滨+拉替拉韦（或多替拉韦）；

也可考虑选择BIC／恩曲他滨／TAF；

如果INSTI不可及，根据当地资源，可以使用PI如LPV／r和达芦那韦／考比司他；

对合并肾功能下降并排除有HBV感染的患者可以使用齐多夫定／拉米夫定。国内有研究显示含艾博韦泰的ＰＥＰ方案（艾博韦泰+多替拉韦，或艾博韦泰+替诺福韦+拉米夫定）具有较高的治疗完成率、依从性和很好的安全性。

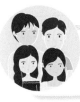

Q53：预防性用药方案该如何选择呢？

可能大家觉得HIV像洪水猛兽般凶险，得快狠准，下猛药，保证一举拿下HIV，免得留有后患。这种观念可不对，具体问题具体分析，预防性用药方案应根据患者的不同情况进行选择。

暴露后危险评估

1.高风险因素

（1）污染物（例如针头）有可见的血液。

（2）针头直接刺入静脉或动脉。

（3）空心针。

（4）损伤较深。

（5）暴露源为晚期艾滋病患者。

（6）高病毒载量（暴露源检测不到病毒载量，发生职业暴露的风险很低但并不是完全不可能，仍需要提供暴露后预防）。

2. 不需要暴露后预防（PEP）

（1）被暴露者本身为 HIV 感染者。

（2）暴露源为 HIV 阴性者。

（3）暴露的体液没有感染 HIV 风险：眼泪、没有血迹的唾液、尿液、汗液。

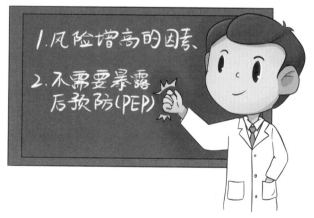

图3.2　具体问题具体分析，正确选择防性用药方案

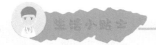

1. 医疗工作是一项高风险职业，医务人员应始终做好个人防护，尽量避免职业暴露。

2. 若不慎发生职业暴露，应始终保持清醒的头脑，以最快的速度做出正确的处理。

3. 时间就是生命！抢救患者时，争分夺秒可以挽回患者的生命，发生职业暴露时，争分夺秒地科学处理也能保障医务人员身体健康。

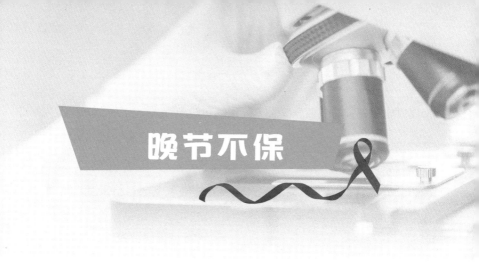

晚节不保

　　早上7点左右，还没有到上班时间，但医院门诊大厅就已经人潮涌动，有的人在焦急地寻找诊室，有的人在忐忑不安地打印检查报告，有的人已经扫码签到等着呼叫进入诊室……

　　60多岁的王阿姨走进医院，看着门诊大厅人来人往，神情有些焦躁。她找到感染科候诊室，医务人员还没上班，但候诊室里已经座无虚席了。王阿姨在护士的指引下在机器上进行了电子签到，然后在一个角落里安静地站着，等待呼叫就诊。

　　经过将近一个小时的漫长等待，王阿姨终于走进了感染科刘医生的诊室，十分小心地关好了诊室的门。

　　刘医生："阿姨，您好，请坐！您哪里不舒服呢？"

　　王阿姨坐在椅子上，不好意思地看着刘医生，欲言又止："刘医生你好！我想咨询一下……"

　　经过几番内心的挣扎，王阿姨轻叹一口气，告诉了刘医生就诊原因。原来王阿姨的老伴儿自从退休后就变得坐立难安，度日如年。后来老伴有了跳广场舞的兴趣爱好，但慢慢地人也开始变了，不仅讲究穿衣打扮，还喜欢上了说走就走的旅行，说是要好好享受晚年生活。王阿姨因为要照顾年幼的孙女，所以从来没有跟随老伴儿一起旅行。

去年老伴儿因为胸痛住院，需要安放心脏支架，结果查出了HIV抗体阳性，经市公共卫生救治中心确诊后，开始了漫长的抗艾之路。

老伴儿向王阿姨真诚忏悔，悔恨自己曾经一时失足，导致晚节不保。想着自己从跟老伴儿一起相互扶持着创下家业，到现在的儿孙满堂，母慈子孝，一家人其乐融融，王阿姨原谅了老伴儿的"老糊涂"，依旧悉心照顾他按时按量吃药，陪伴他定期复查。

王阿姨对艾滋病多少了解一些，自己又在手机上查了一些资料，越看越害怕。她想，自己已经年过半百，也没啥好怕的，可是孙女还小，她有更好的未来。经过一番思量后，王阿姨劝儿子带妻女搬出去住了。此后，家里就只剩下老两口相依为命了。

儿子儿媳本来工作也很忙，除了偶尔送点东西回来，平时也很少过来坐坐，更不要说过年过节一起吃饭了。老伴儿渐渐有些不满，总说儿子儿媳不孝顺，不来看他。为此，他还经常发脾气，甚至连药也不吃。

昨天，老伴又发起脾气来，说不愿意看人脸色吃饭，非要自己做饭，结果不小心把自己的手割伤了。给老伴儿处理伤口时，王阿姨的手指碰到了血液，而碰到血液的那根手指头正好有一小块皮肤破损，所以赶紧来医院咨询。

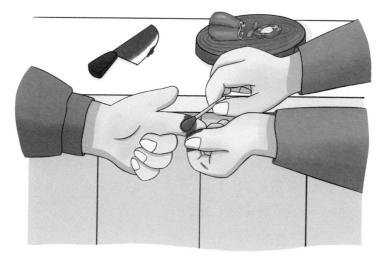

图 3.3 血源性暴露

"医生，我会不会得艾滋病啊？"王阿姨焦急地问。

听完王阿姨的描述，医生分析道："阿姨，咱先不着急。因为暴露源为HIV感染者的血液，感染风险与暴露源具体情况密切相关。您先做检查，并开始服用阻断药物，明天带老伴来好好查查，了解一下他抗病毒治疗的效果如何，然后我们再决定进一步的治疗方案。"

Q54：什么是暴露源？

　　暴露源是那些可以让人暴露在感染HIV风险下的"源头"。之前也给大家提过："源头"就是HIV感染者或艾滋病患者的血液、精液、阴道分泌物、胸腔积液、腹水、脑脊液、羊水和乳汁等体液。

Q55：HIV暴露途径有哪些？

　　HIV主要暴露途径有以下两条：

　　（1）被暴露源污染的利器刺伤或割伤皮肤。

　　（2）暴露源直接接触不完整的皮肤或黏膜。

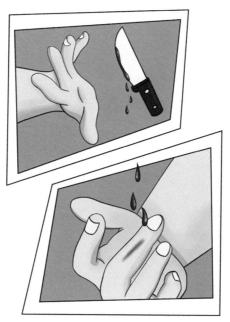

图3.4　两条暴露途径

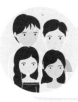 Q56：不同HIV暴露途径，其危险度有何不同？

　　虽然HIV比较凶险，但是人体也是有一定防御能力的，完整的皮肤接触HIV感染者的血液，我们是不必过多担心的，就

算是有伤口，也并不意味着100%会被HIV感染。

若暴露源为HIV感染者的血液，那么经皮肤损伤暴露感染HIV的风险为0.3%，经黏膜暴露感染HIV的风险为0.09%，经不完整的皮肤暴露感染HIV的危险度尚不明确，一般认为<0.01%，比黏膜暴露低。

以上的数据也并不是绝对的，如果出现下面几种情况，感染风险会增加：

（1）暴露量非常大；

（2）污染器械直接刺破血管；

（3）身体组织损伤较深。

所以会不会感染HIV，以及能不能感染HIV，还得看攻方（暴露源）的"兵力"和守方（非 HIV 感染者）的防御力，一方强大了，另一方必定吃不消。所以作为守方，不必危言耸听，只需洁身自好，做好保护措施，其实并不需要惧怕。而藏匿着暴露源的患者，只需乖乖听从医生的话，按时吃药，及时就医，其实HIV也并不能在体内称王称霸，胡作非为。

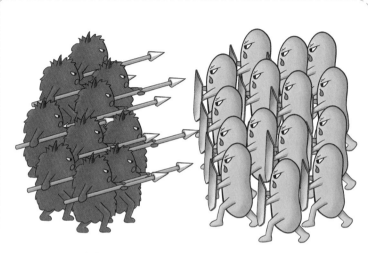

图3.5　攻方（暴露源）的"兵力"VS. 守方（非 HIV 感染者）的防御力

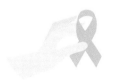

为"艾"解忧
——关爱同行篇

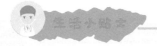

1. 要避免直接与HIV感染者、艾滋病患者的血液、精液和乳汁等接触，保护自己，切断其传播途径。

2. 艾滋病患者与家庭成员之间不要借用或共用牙刷、剃须刀等个人物品。

3. 艾滋病患者应培养健康的兴趣爱好，保持积极、稳定的心理状态，这样才有利于战胜疾病。

4. 家庭成员应多关心和支持患者，良好的家庭关心有利于帮助患者建立战胜疾病的信心。

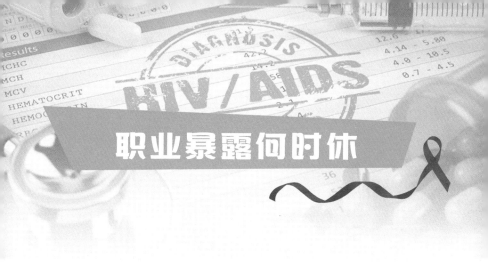

职业暴露何时休

刘教授是一名资深的感染科专家，他在岗位上默默耕耘了数十年，见证了无数患者从痛苦中走出来。

最近这段时间，他接受了几例HIV职业暴露人员的诊疗，其中，有急诊科医生，也有病房护士，他们因为工作的原因，不慎接触了HIV感染者的血液、体液。刘教授为此非常痛心，他希望能够帮助医护人员逃脱HIV的魔爪。

一阵急促的敲门声后，走进来一名穿白大褂的同行。小伙子叫小吴，是一名医学博士生，也是因为职业暴露来找刘教授的。小吴向刘教授讲述了他的故事。

前段时间，小吴正忙于毕业论文，但也会去临床跟着做急诊手术。临床、科研两手抓，这似乎成为了一名外科医生的自我修养。每天都忙忙碌碌的，但也好在波澜不惊，平淡且充实。

等到答辩完成，很快，能干的小吴就成为了一名能扛大旗的外科医生了。然而，一次意外彻底打破了小吴的生活。

一天，急诊科送来了一位中年男性患者。患者脑部外伤，颅内也有大量出血，生命岌岌可危，需要立即手术。

按照常规手术流程，术前需要收集既往史，完善术前检查，包括感染性疾病的筛查，结果出来后再安排手术，这是对医患双方的保护。但急诊，贵在一个"急"，时间就是生命，每一秒钟都是在和死神赛跑，无法等着各项检查都出来才手术。

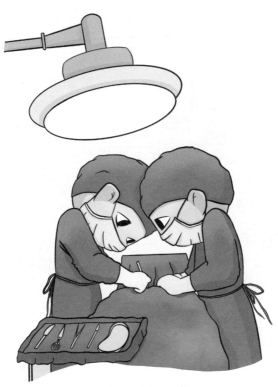

图3.6　手术进行中

　　住院总是小吴的师兄，两人关系很好，查看患者后，两人换上手术衣，准备急诊手术。术中师兄做主刀，小吴做副手，两人配合默契，仔细清除血肿，寻找出血点……

　　手术进展挺顺利的，突然，出血点开始喷血，并喷溅到师兄的眼镜上遮挡了视线，一不小心，师兄手上的缝针扎到了小吴的手指。

　　时间紧迫，患者生命垂危，顾不了太多，一旁经验老到的护士立即处理好师兄眼镜上的血液，小吴也没想太多，在给患者充分止血后才去处理自己的伤口，然后换双手套后又继续手术。

　　手术结束后，两人就立马查看患者的检验报告。快速点开患者传染病四项检查，乙肝、丙肝没问题，抗梅毒螺旋体抗体也是阴性，可人免疫缺陷病毒抗体/抗原却赫然标着刺眼的"阳性（＋）"，小吴的大脑瞬间空白，师兄也傻眼了。

　　听完小吴的故事，刘教授的内心也很难过，他能做的除了提供专业的医疗援助，只有耐心倾听，细心开导，缓解他们的恐惧和焦虑。

　　刘教授希望所有的医务人员能够做好职业防护，保护好自己的健康，避免发生职业暴露。希望已经发生职业暴露的人们，能够得到来自社会和家庭的支持，鼓励他们走出HIV的阴霾。

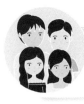

为"艾"解忧
——关爱同仁篇

Q57：发生HIV职业暴露后，医务人员还能正常上班吗？

　　医务人员发生HIV职业暴露后，及时采取措施进行预防和治疗，通常可以避免或减轻职业暴露后的感染风险。

　　在职业暴露后的预防和治疗期间，需要积极面对和调节自己的心态，保持积极、乐观的态度，及时发现和处理任何身体不适或症状。

　　职业暴露后，可以根据自己的心理、生理情况请假休息，或者调整工作强度，以便更好地恢复身体健康，也能更好地保护自己和他人的健康。

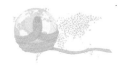

Q58：面对职业暴露，除了紧急处理措施，还需注意什么？

关爱是非常重要的，这可以保障职业健康和安全，以下是一些呼吁更多职业防护和关爱的方法：

（1）加强职业防护意识：必须做好医院感染相关知识的入职培训，工作中强化宣传、教育、培训和考核，提高员工对职业安全与防护的认识和意识，并在工作中切实地落实标准预防措施，以更好地保护自己和他人的健康。

（2）推广职业防护设备：为员工提供必要的、足够的职业防护设备，并保障设备的质量和效用，以减轻职业暴露风险。

（3）建立职业健康档案：建立员工职业健康档案，记录其健康状况，及时发现和防范职业暴露的风险。

（4）加强监督和执法：对违反职业安全和健康规定的企业和个人进行处罚和惩戒，从而增强职业防护和关爱的效果。

（5）加强企业社会责任：通过企业社会责任的履行，加强对员工的关爱和保障，提高员工的满意度和忠诚度。

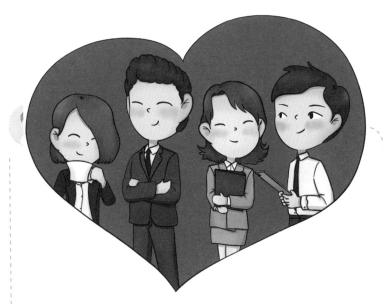

图3.7 关爱员工

　　艾滋病的职业暴露人群不能仅仅理解为医务人员，还可能有实验室的技术人员、社区工作人员、防艾人员、监狱管理人员和警察等。医务人员能利用自身学到的知识和具备的资源做出快速有效的紧急处理及后期跟踪随访，但是其他可能在工作中会接触HIV携带者的人群，并不一定具备如此的天时地利人和，甚至完全不会意识到自己发生了HIV职业暴露。所以，很有必要绷紧这根弦，可别掉以轻心哦！

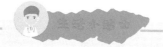

1. 坚持健康的生活方式，注意劳逸结合，多锻炼、少熬夜、规律饮食，有助于提高身体免疫力和保持健康的身体状况。

2. 发生职业暴露后，应寻求家人、朋友或专业心理咨询师的支持和帮助，倾诉自己的感受，减轻心理负担。

3. 加强职业防护意识，遵守职业安全和健康规定，提高自我防护意识和能力，避免职业暴露的发生。

一颗留置针

下午6点正是交接班时间，夜班护士小夏刚到科室，规培护士小林就拉着她的手，哭丧着脸，可怜兮兮地哀求："小夏姐，帮我打个留置针嘛，今天新收的病人，我已经打了两针都没有成功，他发脾气了，我不敢再给他打了。"

小夏："好的，我去看看，血管很不好找吗？"

小林："他血管看着挺明显的，就是弹性不太好，要么扎进去没回血，要么就是一进去血管就破，也不知道问题出在哪！"

走进病房，就看到3床小伙子刘明躺在床上，百无聊赖地刷着手机视频。

小夏微笑着说："你好，请问你叫什么名字？我来给你输液了。"

刘明瞥了小夏一眼："我叫刘明。诶，你得给我好好扎哦！刚才你们那同事给我扎了两针都没扎好，一看就是新来的。"

小夏："好的，我先看一下你的血管。"

小夏戴上手套，扎止血带，寻找血管，摸着刘明的血管感觉弹性很差，又问道："平时有什么基础疾病，在吃什么药没有？"

刘明："我年轻力壮，平时身体好着呢！只是不知道怎么的，最近感冒发烧总不见好，所以才来医院的！"

小夏想再往上看看，顺手就把刘明半卷的衣袖往上提了一下，恍惚看见手肘处有针眼痕迹，再想细看一下，刘明激动地把小夏的手拍开，迅速放下袖子，紧张地说道："打针就打针，衣袖拉那么高干嘛！半截手臂还不够你找啊！"

小夏没想那么多，评估好可穿刺的血管，就开始消毒、穿刺，血管果真如小林说的那样，进针后没有回血，于是小夏稍许退了一下针，又换了个角度进针。刘明开始不配合了："痛……痛……痛……你快给我拔出来！"没办法，小夏想着等他休息一会儿再穿刺，就把针拔了出来，可针尖刚拔出，刘明的另一只手就迫不及待地过来按压棉签，结果不小心撞到小夏拿针芯的手，针尖不偏不倚地扎进了小夏按压棉签的手指上，针刺伤就这样发生了。

小夏不敢怠慢，立即脱下手套，按照院感老师培训的那样，在水龙头下仔细地从远心端向近心端挤压出了针刺伤局部的血液，然后在流动水下反复冲洗了十多分钟，再用碘伏对伤口进行反复消毒。

不管患者有没有传染病，发生针刺伤都是一件很严肃的事。处理完伤口后，小夏第一时间就是去电脑上查看刘明的检验报告。感染性疾病筛查结果还没出，医生记录的病程里也没有任何传染病病史，患者也没有吸毒史，小夏悬着的心有了些许安慰。她立刻换上新的手套，重新为刘明打了颗留置针。处理完病人后，小夏就按照针刺伤的上报流程进行层层上报。

本以为事情就这么过了，第二天一早，正在休息中的小夏突然接到护士长打来的电话，说刘明感染性疾病筛查结果显示：抗人免疫缺陷病毒抗体（1+2）型 阳性，待确定！而且还告诉小夏，在医生的追问下，刘明也承认了自己隐瞒吸毒史和HIV感染史。

护士长后面说的话小夏已经听不清楚了，她愣在原地，只感觉大脑像被炮弹轰炸了一样，一片空白。

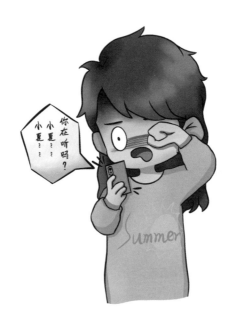

图3.8 被护士长电话"炸懵"的小夏

"小夏……小夏……你在听吗？你听我说……"护士长理解小夏此刻的心情，作为领导，她必须帮助小夏。"孩子，咱不慌，现在立刻来医院，我带你去感染科，立即预防性用药！"

Q59：发生HIV职业暴露后，如何紧急处理局部皮肤和黏膜呢？

　　发生HIV职业暴露后，切勿一哭二闹又惊慌，正确的紧急处理是王道。职业暴露后应当立即按照以下步骤进行紧急处理：

　　（1）完好的皮肤暴露时，应立即用流动水清洗局部可见的污染物，再用抗菌洗手液或肥皂液反复搓洗。

　　（2）污染眼部等黏膜时，应用大量等渗氯化钠溶液反复对黏膜进行冲洗5分钟以上。

　　（3）存在伤口时，应立即由近心端（靠近心脏的那一端）向远心端（靠近手指的那一端）轻柔挤压，尽可能挤出损伤处的血液，切不可直接挤压伤口局部，再用肥皂液和流动的清水冲洗伤口5分钟以上。

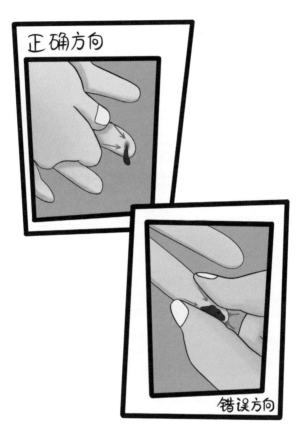

图3.9 手指受伤，由近心端向远心端挤压示意图和
错误挤压伤口局部对比图

（4）最后再用75%乙醇或0.5%碘伏对伤口局部进行消毒，伤口较大时可用无菌纱布进行包扎处理。

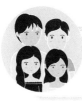

Q60：发生HIV职业暴露后，预防性用药需注意什么？

发生HIV暴露后，需要服用抗逆转录病毒药物（ART）以防止HIV感染，这就是医学上所说的暴露后预防。医生一般会推荐两种方案。

方案一：TDF/FTC+RAL

替诺福韦（TDF）300mg+恩曲他滨（FTC）200mg复合片剂，每次1片，每日1次；拉替拉韦片（RAL）400mg，每次1片，每日2次，要求每天固定时间服用，需连续服药28天。

方案二：TDF/FTC+DTG

替诺福韦（TDF）300mg+恩曲他滨（FTC）200mg复合片剂，每次1片，每日1次；多替拉韦钠片（DTG）50mg，每次1片，每日1次，需要每日固定时间服用，连续服药28天。

推荐的两个方案中的药物都是安全的，但也可能会出现一些头痛、恶心、腹泻等副作用，但相比HIV侵袭人体后带来的种种破坏，药物的副作用简直不值一提，所以千万别自行停药。发生药物副作用后可咨询医生，让医生进行相对应的处理，这种专业的事得交给专业的人来做。

暴露后预防性用药开始的时间还是有讲究的，并不是随时都可以。为了早早地将HIV扼杀在摇篮里，发生HIV暴露后应尽可能在最短的时间内（尽可能在2小时内）进行预防性用药，最好在24小时内，就算是因为种种原因导致时间超过了24小时，那也别放弃，尽快就医尽早实施预防性用药，但别超过72小时。

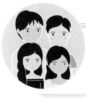

Q61：HIV职业暴露后该如何进行长期监测？

暴露后预防性用药可能会延长检测的窗口期，所以发生HIV职业暴露后需要立即、4周、8周、12周和24周后检测HIV抗体，还需要对服用药物的毒性进行监控和处理，观察和记录HIV感染的早期症状等。

对合并有乙型肝炎病毒（HBV）感染的暴露者，还应注意停药后对HBV相关指标进行监测。

暴露后预防用药确实是有效的，但并不能"打包票"，效果也并不是100%，在服药期间，可以有性生活。如果和性伴侣发生性关系，必须做好防护措施，正确规范使用避孕套，这可不仅仅是保护性伴侣，还是为了防止你再次接触HIV。

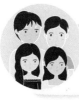

Q62：预防HIV职业暴露的措施有哪些？

《黄帝内经》中关于治未病的观点体现为"未病先防，已病早治，既病防变，瘥后防复"。预防疾病比治疗疾病更为重要，其实对于HIV也是适用的。作为卫生保健人员、警察等高风险职业人员应在工作中时刻注意职业安全与防护，做好预防措施，防止发生职业暴露。可以从以下几个方面入手：

（1）进行可能接触患者血液、体液的诊疗和护理工作时，必须佩戴手套；

（2）在进行有可能发生血液、体液飞溅的诊疗和护理操作过程中，医务人员除需佩戴手套和口罩外，还应戴防护眼镜；

（3）当有可能发生血液、体液大面积飞溅，有污染操作者身体的可能时，还应穿上具有防渗透性能的隔离服；

（4）医务人员在进行接触患者血液、体液的诊疗和护理操作时，若手部皮肤存在破损，必须戴双层手套；

（5）使用后的锐器应当直接放入不能刺穿的利器盒内进行安全处置；

（6）抽血时建议使用真空采血器，并应用蝶型采血针；

（7）禁止对使用后的一次性针头复帽；

（8）禁止用手直接接触使用过的针头、刀片等锐器；

（9）公安人员在工作中注意做好自身防护，避免被暴露。

1. 发生职业暴露，第一时间冷静处理局部皮肤、黏膜是关键。

2. 预防职业暴露，严格落实标准预防措施，时时防范，处处谨慎，避免感染。

3. 诚信是一种责任。对医务工作者而言，诚信是一种美好的声誉，更是对广大患者、对社会的一种责任；对患者而言，诚信是一种可贵的品质，也是对广大医务工作者、对社会的一种责任。患者与医务人员之间只有坦诚互信，才能和谐医疗，也才有助于促进医疗技术的进步。

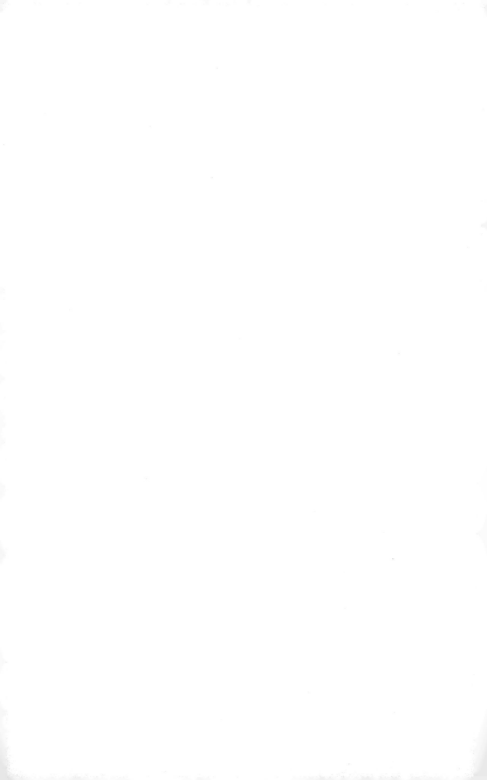

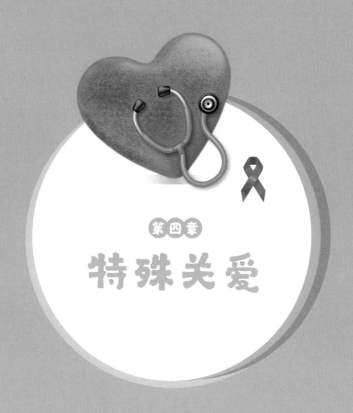

第四章

特殊关爱

沉重的报告单

在过去几天，小林和老公一直沉浸在幸福的喜悦中，因为月经的迟到和验孕棒上出现的"中队长"，让小林知道自己怀孕了。但为了进一步确定，小林和老公还是计划周六放假去医院做进一步检查。

终于熬到了周六休息，一大早，小两口就赶到妇幼保健院进行详细检查，以确认这份美好的幸福！

通过抽血和B超检查，医生确诊小林是真的怀孕了。医生耐心地告诉小林等孕三个月时再来医院建立孕期健康管理卡，并细心讲解孕早期的检查计划和注意事项。

走出诊室，小林终于按捺不住自己喜悦的心情，抱着老公欢呼："我就要当妈妈啦！"然后小心翼翼地摸着自己的小腹，像摸着稀世珍宝一样，脸上洋溢着幸福的笑容。

"我要当爸爸了！"老公激动地搂着小林的肩膀，随即又高兴地对着小林说，"走！老婆！老公带你去吃好吃的，好好庆祝一番！"

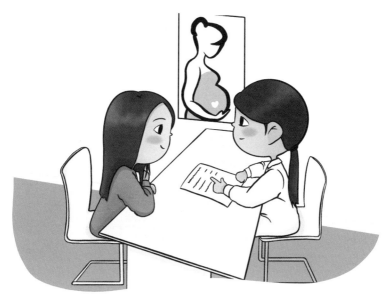

图4.1　医生和小林沟通

　　但很不幸的是，小林和老公勾勒出的幸福生活很快就被现实打破。因为小林接到医院的突然来电，告知她检查结果显示HIV抗体阳性，需要她尽快到医院复诊。小林顿时呆住了，她不相信这是真的，反复向工作人员确认自己的名字、年龄等信息，但对方非常肯定这项结果就是小林的，还说她自己可以在手机端查看电子报告。

　　挂断电话后，小林全身颤抖着打开医院的公众号，心脏怦怦乱跳，发抖的手指似乎失去了控制，点不到自己想要点选的地方。经过一顿操作后，小林终于看到了检验报告结果，看着陌生的检查项目，陌生的数值，小林一直在心中默念："上天保佑！千万别是真的……"直到标注着醒目的红色"阳性（＋）"映入眼帘，小林顿时发懵，迅速看向红色"阳性（＋）"对应检查项目，只见清晰显示着"人免疫缺陷病毒抗体抗体/抗原"。

"不！这绝对不是真的！肯定是医院弄错了！"小林含着眼泪否定。可是这么大的医院会弄错吗？小林内心有无数个疑惑，不知道问题出在哪里。而此刻她最担心的还是自己腹中刚刚"萌芽"的小生命，因为她不知道HIV抗体阳性对她和孩子来说究竟意味着什么？她和孩子该何去何从？

这份电子报告单，此时此刻，就如巨石般压在小林的心口，压得她快要窒息……

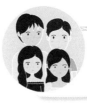 **Q63：孕期被查出感染HIV，应该去哪里就诊？**

如果在孕期发现感染HIV，建议尽快联系妇产科医生或感染科医生进行咨询，他们可以向您提供更具体的建议和帮助。

也可以通过拨打当地疾病预防控制中心的热线电话，咨询有关HIV感染的信息并请他们提供就诊指导。

　　此外，还可以在当地疾控定点医院（抗病毒治疗中心）寻求医疗帮助。但千万别病急乱投医，抱有侥幸心理去寻求一些不靠谱的"赤脚医生"的偏方，这样只怕会延误治疗，错过治疗的最佳时机。

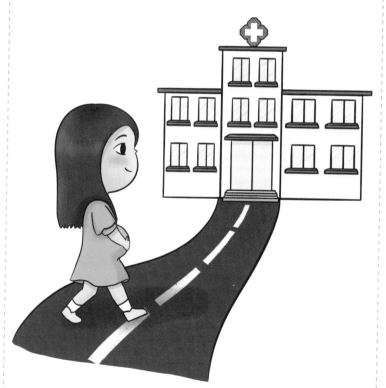

图4.2　正规医院寻求帮助，不听信所谓的"神药"

为"艾"解忧
——关爱同行篇

Q64：孕期检测出HIV阳性，需进行哪些评估？

Q64
AIDS

如果孕期检测出HIV阳性，为确保最佳的治疗效果和安全，医生通常会进行以下评估：

（1）病史收集：医生会询问与孕妇有关的病史、症状、药物使用和其他可能影响HIV感染的因素。

（2）评估HIV病毒载量：确定血液中病毒的数量，可以帮助医生选择最佳的治疗方案。

（3）检测CD4+ T细胞计数：HIV感染会降低CD4+ T细胞计数。CD4+T细胞数量可以衡量孕妇免疫系统功能，评估病情的严重程度。

（4）评估其他感染性疾病：乙肝、丙肝、梅毒等可能对孕妇和胎儿健康造成影响，也会影响治疗方案的选择。

（5）安排定期随访：密切监测孕妇和胎儿的健康状况。

（6）提供遗传咨询：为孕妇提供遗传咨询，告知HIV感染对宝宝的影响。

Q65：孕期查出感染HIV对孕妈妈
有什么影响？

　　孕妈妈可别掉以轻心，孕期查出HIV感染，那可和普通的感冒发烧不一样，孕妈妈可能会迎接以下"挑战"：

　　（1）健康风险：HIV感染会削弱免疫系统功能，孕妇更容易感染其他疾病。如果未接受正规治疗，HIV感染可能发展成艾滋病，导致更多健康问题的出现。

　　（2）母婴传播：HIV会残忍地攻击胎儿，让胎儿遭受HIV的毒害，导致死产、死胎等不良结局。

　　（3）不良反应：抗HIV治疗可以控制病情和延缓疾病恶化，但也会产生一些不良反应。

　　（4）心理压力：HIV感染可能会给孕妇带来严重的心理压力，出现负面情绪，使孕妇整天忧心忡忡，没有精神。

　　感染HIV的孕妇面临的身心压力是我们不能想象的。作为家人，作为朋友，作为医务工作者，我们需要给予她们更多的理解、支持和关爱，以帮助她们正确应对和科学管理这种"意外"。

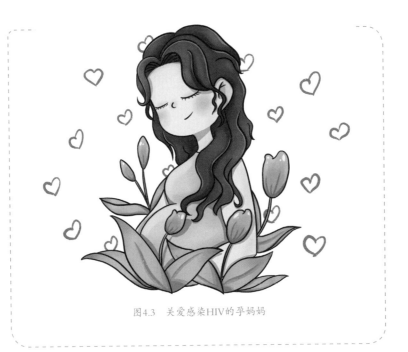

图4.3　关爱感染HIV的孕妈妈

Q66：孕期查出感染HIV，孩子还能要吗？

　　如果孕期查出感染HIV，并不意味着直接宣判死刑，应经医生诊治后，结合疾病分期、孕期，由感染科和产科医生综合评估风险。

孕早期和孕晚期感染HIV有何区别？

无论是孕早期还是孕晚期，孕妇都需要立即开始抗逆转录病毒疗法（ART）治疗，以控制病毒载量，降低母婴传播的风险。

孕早期感染HIV，如果尽早接受治疗，孕妇及胎儿的健康状况良好，仍然有可能生下健康的宝宝；如果孕妇健康状态不佳，病毒载量较高，未接受规律ART治疗，需经医生评估是否继续妊娠。

孕晚期感染HIV，母婴传播风险可能会增加，需要采取一系列母婴阻断措施，以降低婴儿感染HIV的风险，在专科医生指导下妊娠、分娩和哺乳。应注意以下事项：

（1）孕妇立即开始ART治疗；

（2）分娩时，进行剖腹产，以减少婴儿接触到母亲体液的机会，从而减少婴儿感染的机会；

（3）婴儿出生后选择人工喂养；

（4）婴儿出生后尽早预防性服用抗病毒药物，条件允许，最好在6小时内服用；

（5）婴儿出生后定期随访。

为"艾"解忧
——关爱同行篇

Q67：什么是母婴阻断？

　　母婴传播可发生于宫内、分娩时、哺乳三个阶段，母婴阻断是指通过一系列医学措施，使感染HIV的孕妇在分娩时或分娩后不将HIV传染给胎儿/婴儿的过程。

　　母婴阻断的目标是尽可能减少新生儿感染HIV的风险。

　　需要注意的是，母婴阻断措施应该综合考虑孕妇和胎儿的身体状况以及孕周等因素，由专业医生进行评估并制定个性化的治疗方案。

Q68：如何实现母婴阻断？

　　母婴阻断措施通常包括以下几个方面：

（1）孕期抗病毒治疗：孕妇感染HIV后，应及时接受抗逆转录病毒治疗（ART），以降低体内病毒载量。如果孕妇的病毒载量得到有效控制，新生儿感染HIV的风险将大大降低。

（2）分娩方式选择：建议采用剖腹产而非顺产，顺产胎儿在经过产道时接触到孕妇的体液而易被感染。但也并不是绝对只能剖腹产，在特定情况下，如孕妇体内病毒载量极低或未检测到病毒，也是可以考虑顺产的。

（3）喂养方式选择：孕妇感染HIV后应避免母乳喂养，因为病毒可以通过母乳传播给婴儿，宜用配方奶粉或其他替代物来喂养婴儿，即人工喂养。

（4）新生儿抗病毒治疗：根据母亲感染状况及治疗效果，对新生儿进行预防性抗病毒治疗，减少新生儿感染HIV的风险。

（5）配偶是否治疗：当孕妇检出HIV，其配偶须立即进行HIV检查，如果为阴性，同房时须戴好避孕套，注意防护，并定期复查HIV；如果为阳性，则需同时进行抗病毒治疗。

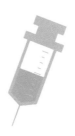

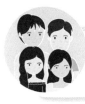

为"艾"解忧
——关爱同行篇

Q69：母婴阻断的药物对胎儿的
生长发育有何影响？

Q69
AIDS

俗话说"是药三分毒"，可能有不少孕妈妈会担心，孩子那么小，能经受得住药物带来的副作用吗？

在进行母婴阻断治疗时，医生会根据孕妇和胎儿的具体情况，评估使用药物的风险和益处。

目前许多大规模临床研究表明，一些抗病毒药物是相对安全的，可以在孕期用来预防母婴传播。例如，AZT（齐多夫定）等被广泛应用于孕妇抗病毒治疗，且对胎儿的不良影响较小。

此外，在选择药物时，医生还会综合考虑孕妇本身的病情、孕周、胎儿发育情况等因素。如果孕妇正在接受抗病毒治疗，应该与医生密切配合，监测病情，及时调整治疗方案，并严格遵循医嘱使用药物，最大程度地保护胎儿的健康。

还得多唠叨几句，一定要遵医嘱用药！一定要遵医嘱用药！一定要遵医嘱用药！重要的事情说三遍！

1. 感染HIV的孕妇也可以拥有健康宝宝，前提是尽早治疗，并坚持服药和复查。

2. 自尊、自爱、自信、自律才能活出自我！

3. HIV可能会改变您的生活方式，但它不应该影响您的快乐和幸福。坚持治疗，保持积极乐观的好心态，主动寻求支持和帮助，让自己过上有意义的生活。

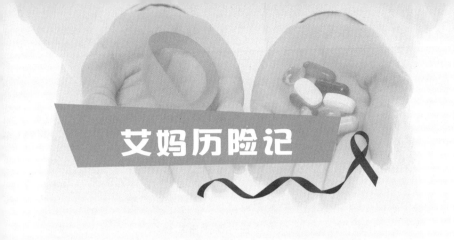

艾妈历险记

　　林叶，34岁，大龄单身女青年，独自在大城市拼搏，常年忙于工作，一直形单影只。随着年龄的增长，家里催婚的频率也越来越高，看着周围的同事和朋友都已经儿女双全，再想想自己一个人回到家里，总是冷冷清清的，她也意识到确实到了该成家的时候了。于是，林叶不再拒绝家人和朋友安排的相亲活动，试着敞开心扉，去寻找自己的另一半。

　　可是，经历了三轮相亲，她也没找到爱情的感觉。家里人更着急了，妈妈时不时在耳边提起谁生二胎了，自己年纪又大了，以后带不动孩子，叫林叶不要太挑剔了。虽说林叶不愿意将就，但是日益增长的年龄也确实是个问题，她也开始劝说自己差不多就凑合了吧！

　　说来也巧，在林叶放下执念不久，就遇上了让她心动的男生——大成。大成也是个大龄青年，两人相处感觉还不错，都是抱着结婚的目的来的，恋爱不久，家里人就把结婚提上了日程。在双方父母的安排下，他们很快就步入了婚姻的殿堂。

婚后的生活还是保持着恋爱时的甜蜜，想着他们年纪都不小了，于是顺理成章地开始着手怀孕生子的事情了。一切都还顺利，没有多久，林叶就成功怀孕了！全家人都沉浸在喜悦之中。双方父母开始为他们的小孙子筹划一切：可爱的衣服、婴儿车、婴儿房。林叶也为一个新生命的降临感到惊喜和悸动，开始积极学习育儿知识，每天和肚子里的胎儿说话，憧憬着以后的幸福生活。

然而，一次孕检打破了这一切的美好。产检报告提示林叶感染了HIV。拿到报告的林叶第一反应就是："不可能，一定是弄错了！"

林叶一直单身，且婚前没有性行为，不吸毒，也没输过血，怎么可能感染HIV呢？难道是丈夫大成？林叶不愿去猜测，当她把报告单递给丈夫时，大成愣住了！

其实大成也是个老实忠厚的人，但在结婚前他曾谈过四次恋爱，与四个前女友都发生过性关系。

林叶还心存侥幸，她希望这只是个荒唐的误诊，但最后疾控中心的复查结果让林叶万念俱灰，她恨，她怒，她害怕，她感觉自己的人生彻底崩塌了！

想着肚子里可怜的宝宝，想着丈夫老实忠厚，待她也是疼爱有加，林叶决定勇敢面对，积极治疗。她查阅了大量资料，了解到HIV可以通过胎盘传给胎儿，也可以经过产道及产后血性分泌物、哺乳等方式传给婴儿，其传播概率为11%~60%，但可以通过医学手段来阻断母婴传播。

林叶和丈夫来到医院，医生告诉他们，艾滋病并不是无药可治的绝症，现在已经能被很好地控制，更像是一种慢性病。如果正规治疗，坚持抗病毒治疗，HIV感染可以得到控制，HIV感染的孕妈妈也能生出健康的宝宝来。

　　为了尚未出生的孩子，林叶和大成决定勇敢地走上抗艾之路。当一名艾妈虽然很辛苦，但有医务人员的帮助和鼓励，有家人的支持和陪伴，林叶愿意披荆斩棘，勇敢闯关。

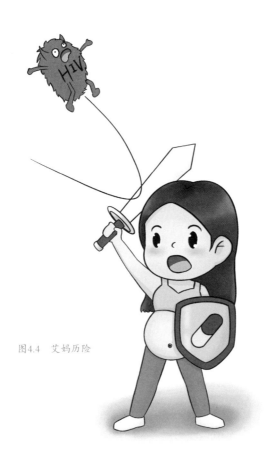

图4.4　艾妈历险

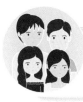

Q70：HIV阳性的孕妈真的能生出健康的宝宝吗？

　　随着健康意识的增强，孕妈产检意识加强，感染HIV的孕妈也能早早地被发现，如果艾妈能够积极地配合治疗，是有很大可能阻断母婴传播而生出健康宝宝的。

　　如今，HIV母婴传播率已经从15%~45%下降到了5%以下。有调查发现：2010—2018年，全球约有140万儿童成功避免了HIV感染。

Q71：孕妇检测出感染HIV该如何用药？

　　孕妇检测出感染HIV，千万别马虎，需要按照以下要求来用药：

1. 尽早用药

我国为所有HIV感染的孕产妇及儿童提供预防母婴传播综合干预服务措施。所以，感染了HIV也不要害怕，会有专业人员给予指导和帮助。

因此，在怀孕期间一旦发现HIV感染，无论CD4+T细胞计数水平和病毒载量情况如何，都需要及时开启抗病毒治疗，且终身服药治疗。

另外，建议夫妻双方在婚前、孕前、孕产期进行HIV检测，及早发现是否有HIV感染，做到早检测、早诊断、早用药。

2. 全程用药

整个孕期都需要坚持遵医嘱用药，在分娩结束后，也需要继续接受抗病毒治疗，即坚持终身治疗。

怀孕期间，孕妈不仅会面临生理性孕期反应，如恶心、呕吐等，还可能承受抗病毒药物带来的恶心呕吐等消化道反应，皮疹、肝肾功能异常等不良反应。这些反应可能会让孕妈妈产生畏难情绪，害怕吃药或拒绝吃药，从而影响到药物疗效。但坚毅勇敢的孕妈妈必须意识到，只有坚持治疗，才能控制病情，才能阻断母婴传播，才能避免宝宝被HIV侵袭。

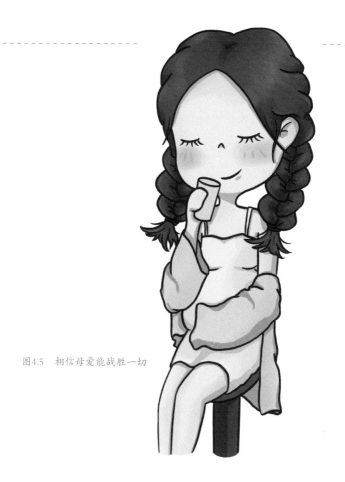

图4.5　相信母爱能战胜一切

　　当孕妈妈因为怀孕出现不适，或因为服药产生副作用，或担心自身和胎儿安全，出现焦虑、抑郁等不良情绪时，可以尝试正念减压疗法、玩沙盘游戏等，寻求心理医生的帮助，进行心理干预治疗，以有效改善焦虑抑郁情绪。

3. 规范用药

艾妈应该遵医嘱坚持用药，避免漏服、停服。在用药前和用药过程中，特别在用药初期以及孕晚期，要进行CD4+T细胞计数、病毒载量和其他相关指标的监测，以评估感染状况和药物疗效。

4. 用药方案

2020年发布的《预防艾滋病、梅毒和乙肝母婴传播工作规范（2020年版）》中，推荐孕期发现感染HIV后可选择以下三种方案中的任意一种：

方案一：替诺福韦（TDF）+拉米夫定（3TC）+洛匹那韦/利托那韦（LPV/r）

方案二：替诺福韦（TDF）+拉米夫定（3TC）+依非韦伦（EFV）

方案三：齐多夫定（AZT）+拉米夫定（3TC）+洛匹那韦/利托那韦（LPV/r）

对于孕晚期，即孕28周之后发现的感染HIV的孕产妇，有条件的情况下推荐使用：替诺福韦（TDF）+拉米夫定（3TC）/恩曲他滨（FTC）+整合酶抑制剂。

在用药过程中需要注意：

当病毒载量<50拷贝/mL，可维持原治疗方案不变；但当病毒载量>50拷贝/mL，则需要调整抗病毒治疗用药方案。

　　具体的用药方案及方案调整需遵从医嘱，不能自行停药、减药、加药、改药，必须在专科医生的指导下用药和监测。

 ## Q72：艾妈该如何选择分娩方式？

　　在讲母婴阻断时我们讲到，HIV感染孕妇建议采用剖腹产而非顺产，因为在自然分娩过程中，胎儿会接触到艾妈的血液和体液，有感染HIV的风险。但艾妈就一定只能选择剖腹产吗？不是的，我们还是可以根据艾妈的健康状况来决定分娩方式的。

　　（1）选择顺产的情况：对于孕早、中期已经开始抗逆转录病毒治疗（ART）、规律服用药物、没有艾滋病临床症状、孕晚期病毒载量<1000拷贝/mL或已经临产的孕妇，不建议施行剖宫产，且避免紧急剖宫产，可以选择经阴道自然分娩。

　　医疗保健机构会为HIV感染的孕产妇提供安全的助产服务，尽量避免可能增加HIV母婴传播危险的会阴侧切、人工破膜、使用胎头吸引器或产钳助产、宫内胎儿头皮监测等损伤性操作。

（2）需要剖宫产的情况：当病毒载量>1000拷贝/mL或分娩时病毒载量未知时，建议在妊娠38周时计划剖宫产，以尽量减少围产期HIV传播。

重点注意事项：分娩后，须及时清理新生儿的呼吸道，并在流动水下为其进行洗浴，清理身体污染物，避免HIV传染给新生儿。

Q73：艾妈能给宝宝哺乳吗？

Q73
AIDS

感染HIV的母亲应尽可能避免母乳喂养，如果条件允许，应尽量人工喂养（喂奶粉），尤其是对于还能检测到病毒载量的艾妈，HIV很可能会通过母乳传给婴儿。

如果没有人工喂养条件，要坚持母乳喂养的，喂养时间最好不超过6个月。在母乳喂养期间婴儿每3个月进行一次病原学检测，在停止母乳喂养后4～6周、3个月和6个月进行随访检测。一旦发生HIV感染，迅速为婴儿启动抗逆转录病毒治疗（ART）。

母乳喂养过程中，一定要注意观察产妇是否发生乳腺炎，婴儿是否出现鹅口疮，因为这些情况会增加母乳喂养时HIV传播风险的风险，须及时识别，及时治疗。

Q74：艾妈所生的宝宝需要哪些特殊关爱？

我国研究显示，产后感染HIV的儿童在2岁时的死亡概率为33%，而在产时就已经感染HIV的儿童在2岁时病死率为65%，在子宫内就已经被HIV感染的儿童在2岁时病死率为67%。通过母婴传播途径感染HIV的儿童，1/3在1岁以内死亡，一半在2岁内死亡，平均存活期约为7年。

因此，相比正常宝宝，需要给予艾妈所生的宝宝更多的关注。除了常规的保健外，还需要进行生长发育监测、感染状况监测及艾滋病监测、预防营养不良和及时免疫接种。

宝宝在出生后48小时内、6周及3个月要进行HIV核酸检测，以判断是否感染HIV。在出生后12个月和18个月要进行HIV抗体检测。

非母乳喂养的婴儿，若两次或多次病毒学检测均为阴性，即可明确排除HIV感染。一次在≥1月龄时检测，另一次在≥4月龄时检测；或在≥6月龄的两次不同样本中均未检测出HIV抗体，也可以排除HIV感染。

针对不同暴露风险的儿童，需要给予不同的抗病毒用药方案：

（1）普通暴露风险儿童：对于艾妈已接受抗逆转录病毒治疗（ART），依从性较好，且达到长期病毒学抑制者，宝宝出生后6小时内尽早开始服用抗病毒药物。有两种方案可选：

方案一　使用奈韦拉平（NVP）进行预防

出生体重	用药剂量	用药时间
≥2500g	NVP 15mg（混悬液1.5mL），每天1次	服药至出生后4周
<2500mg且≥2000g	NVP 10mg（混悬液1.0mL），每天1次	
<2000g	NVP 2mg/kg（混悬液0.2mL/kg），每天1次	

如果是选择母乳喂养的艾妈，应首先选择奈韦拉平（NVP）方案。

方案二　使用齐多夫定（AZT）进行预防

出生体重	用药剂量	用药时间
≥2500g	AZT 15mg（混悬液1.5mL），每天2次	
<2500mg且≥2000g	AZT 10mg（混悬液1.0mL），每天2次	服药至出生后4周
<2000g	AZT 2mg/kg（混悬液0.2mL/kg），每天2次	

（2）高暴露风险儿童：对于孕期抗逆转录病毒治疗（ART）未达到长期病毒学抑制、治疗不满12周或产时发现HIV感染的孕产妇所生婴儿，应在宝宝出生后6小时内尽早开始服用三联抗病毒药物至出生后6周。

出生后2周内的宝宝服用的三联抗病毒药物是齐多夫定（AZT）+拉米夫定（3TC）+奈韦拉平（NVP）。

出生2周后至6周的宝宝服用的三联抗病毒药物是齐多夫定（AZT）+拉米夫定（3TC）+洛匹那韦/利托那韦（LPV/r）。

———————————————

治疗方案并不是一成不变的，医生需要根据胎龄、儿童周龄和体重的变化及时调整用药的剂量和用药的种类，所以要根据医嘱定期监测和随访。一般会在用药后2周和4周的时候抽血检查血常规和肝肾功，用来判断药物的安全性。如果发现异常，及时进行对症处理。

Q75：儿童感染HIV会有哪些表现？

如果儿童感染了HIV，身体将发出各种信号，各位艾妈们得留心观察。主要有以下表现：

（1）持续或间断发热、夜间盗汗。

（2）消化系统表现为：长期腹泻，病程长达2周~2个月。

（3）皮肤黏膜表现：浅表淋巴结肿大、鹅口疮、反复口腔溃疡。

（4）血液系统表现为：贫血、血小板减少。

（5）中枢神经系统表现为：隐球菌脑膜炎、病毒性脑炎、脑白质病。

（6）生长发育方面：部分患儿可能存在听力、语言表达、运动和认知等方面的迟缓，身高体重低于同龄孩子。

1. 身患艾滋不可怕，终身服药打倒它！

2. 艾妈也能生宝宝，全家努力抱上娃！

3. 有爱更温暖，无"艾"更健康！

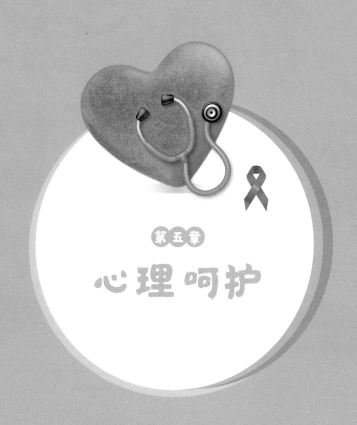

第五章

心理呵护

红丝带——爱的纽带

　　12月1日是个特殊的日子——世界艾滋病防治日，某大学正在组织一场主题为"美好青春，伴我同行"的艾滋病防治主题活动，以帮助全校师生提高对艾滋病的认识和理解。

　　一大早，学生会成员和志愿者就开始在教学楼下发传单，邀请同学们前来参加活动，同学们都非常感兴趣，会场很快就座无虚席。

　　志愿者们将提前准备好的红丝带发给同学们，请他们将红丝带系在胸前。佩戴上红丝带的同学都非常激动，希望通过佩戴红丝带向社会传递一种特殊的爱。

　　活动由一曲同学们自编自导的歌舞《红丝带》开场，舞台左右排列了两队歌手，人人身着洁白衬衫，左胸前佩戴着一根小小的红丝带。在洁白的衬衫映衬下，红丝带显得格外鲜亮。舞台中央的大屏幕上显示着一根鲜红的丝带和几个火红的大字——2022年世界艾滋病日。整个舞台庄严、肃穆，充满着希望和生命力。台下观众是不同年级的大学生，每个人都怀着不同的心情，有人热血，有人激动，有人好奇，有人痛苦……

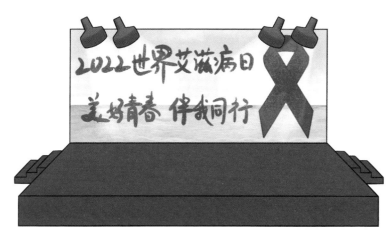

图5.1　有"2022年世界艾滋病日"字样及红丝带的舞台画面

　　歌声毕，校长缓缓走到舞台中央，表情凝重地公布了2022年新增青少年HIV感染者／艾滋病患者及因艾滋病死亡的人数。说完后校长沉默了许久，台下观众也都不约而同地静默下来。许久之后，校长打破了沉默，庄重而严肃地向同学们引荐了社区艾滋病防治的工作人员（后简称艾防人员）。

　　艾防人员走上舞台，向同学们科普了艾滋病的社会危害、传播途径和防治等知识，呼吁大家关爱艾滋病患者，倡导全社会共同抗艾，共享健康。

　　同学们听得很认真，听到关键处大家都频频点头。通过艾防人员的详细讲解，同学们对艾滋病有了更深的认识，意识到在保护自己的同时，也要对别人多一分理解和关爱。

Q76：为什么大家都戴红丝带？

大家佩戴红丝带，代表着对艾滋病患者、HIV感染者及照顾者的接纳、关怀、支持和帮助，表明了抗击艾滋病病毒的意愿和决心。

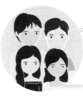

Q77：红丝带的重大意义是什么？

红丝带是一个关于爱的故事，也是一段令人难忘的历史。

20世纪80年代末，由于艾滋病不可治愈，人们十分惧怕，可以说谈"艾"色变，艾滋病患者也备受歧视。一些有识之士看到了这种不良现象，尤其为艾滋病患者感到不公。

1991年，以纽约画家帕特里克和摄影家艾伦为首的15名艺术家成立了一个叫作"视觉艾滋病"的组织，希望创造一种视觉象征，以表示对艾滋病患者的同情。组织内所有成员都是患有艾滋病的同性恋者。

当时的美国社会对艾滋病患者漠不关心，甚至心怀恐惧。正是这样一些人的大声疾呼，让整个美国社会无法忽视艾滋病。当时正值海湾战争期间，美国许多小镇的居民喜欢悬挂或佩戴丝带以表示对远在海湾地区美国士兵的支持。艺术家们从中获得灵感，选择了代表生机、激情和鲜血的红色作为丝带的颜色。这些艺术家用红丝带来默默悼念身边死于艾滋病的同伴们，倡导人们尊重艾滋病患者的人权，积极推广预防艾滋病的社会公益活动。

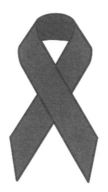

图5.2　红丝带

在当年年度世界著名的大型戏剧和音乐剧大奖"托尼奖"的颁奖仪式上，"视觉艾滋病"的艺术家们制作了3000条红丝带，通过帕特里克在举办地百老汇剧院的朋友，把红丝带散发给明星与观众，呼吁社会关注艾滋病患者。这一举动引起巨大轰动，百老汇剧院里几乎所有拿到红丝带的人都将其佩戴，红丝带很快在全世界流传开来。

此后几年的奥斯卡和"托尼奖"颁奖典礼上，所有明星都佩戴着这个标志。随着红丝带的流传，这一标志被越来越多的人佩戴。渐渐地，红丝带成为一种国际符号。它表示出佩戴者对HIV感染者和艾滋病患者的关心。

红丝带成为一种希望的象征，象征疫苗的研究和治疗感染者的成功，象征HIV感染者生活质量的提高。

红丝带代表着一种支持，支持HIV感染者，支持对未感染者的继续教育，支持各政府、各机构、各组织尽全力去寻找有效的治疗方法，包括研发疫苗，支持那些因艾滋病失去至爱的人。

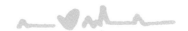

Q78：世界艾滋病日有什么特别的意义吗？

　　为提高人们对艾滋病的认识，1988年世界卫生组织将每年的12月1日定为世界艾滋病日，号召世界各国和国际组织在这一天举办相关活动，宣传和普及预防艾滋病的知识。

　　世界艾滋病日的宣传是为了让更多人认识艾滋病，科学预防艾滋病，积极治疗艾滋病，更希望能唤起人们对HIV感染者和艾滋病患者的同情和理解，号召全球人们共同行动，支持艾滋病的防治工作，消除人们对艾滋病的恐惧和歧视。

1. 学习防艾知识，践行于行动，真正让艾滋病病毒与我们陌路。

2. 红丝带连接爱与"艾"，让"艾"被爱。

一条不同寻常的短信

天生丽质的小许今年24岁，高中毕业后就进入一家电子厂打工。

工作期间，小许对同车间的一名年纪相仿的男生产生了好感，两人经常一起聊天，一起去食堂进餐，逐渐确立了恋爱关系，不久，两人就开始了同居生活。第一次谈恋爱的小许非常缺乏卫生健康知识，长期与男友保持着无套性生活。

新年快到了，小许和男友各自回老家过年。在老家，小许跟几个闺蜜一起逛街时，在商场门口看到一辆移动献血车，几个热血的年轻人毫不犹豫地撸起袖子去献血，毕竟为社会做贡献是当代年轻人的担当。

几天后，小许收到一条不同寻常的短信："尊敬的许××，感谢您对献血事业的支持，但在对您的血液进行检测的过程中，发现您的血液中HIV抗体为阳性，为避免检查疏漏，给您的生活带来不便，建议您尽快到当地疾控中心进行复查。"

这条短信犹如晴天霹雳，将小许击倒在地，她不相信这是真的，但这样苍白的自我安慰无法平息自己慌乱的内心。

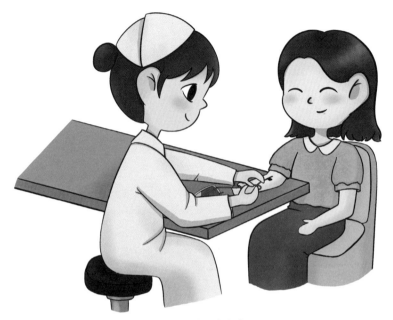

图5.3 献血的画面

　　小许迅速收拾东西来到当地疾控中心复查。三天后，疾控中心打电话告知她HIV检测呈阳性，并告知如果对检测结果有疑问，可以到上级疾控中心再进行检测。

　　小许感觉五雷轰顶，她怎么也不敢相信自己会感染上HIV，平时也没有发现男朋友有什么不良嗜好。自己究竟是怎么感染上HIV的呢？一定是检测有误。思考再三后，小许抱着侥幸的心理，决定到市疾控中心进行再次检测。

　　在市疾控中心抽血后的第二天，小许怀着忐忑不安的心情去取检验报告。当她拿到检验单，看到HIV这一项后面醒目的"＋"符号，她彻底崩溃了。

不知过了多久，小许才拖着沉重的身子，如行尸走肉般地走出市疾控中心的大门。在她的脑海里有许许多多的问题需要得到解答，但又不知道该找谁来帮自己解答。

就在这时，电话铃响起，是妈妈打来的。小许终于撑不住了，她的眼泪夺眶而出。悔恨、愧疚、愤怒、失落等种种情绪涌上心头，压得她喘不上气，可她却不敢把实情告诉妈妈。

过了几分钟，妈妈发来了消息："宝贝女儿，不管你遇到什么困难都有爸爸妈妈陪着你！"看着这温暖的文字和饱含母爱的话语，小许的内心有了些许安慰。

经过反复的心理斗争，小许决定积极面对。她又返回市疾控中心，她需要找专业人员来帮自己解答内心的疑惑。

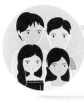
Q79：得了艾滋病，会不会全世界都知道了？

患者享有隐私权，得了什么疾病、进行了什么治疗等都属于个人隐私。医务人员在诊疗过程中，采集、记录、存储、加工、使用患者个人敏感信息时，会慎之又慎，除了法律规定的涉及公共利益以及可能涉及刑事犯罪的隐私，未经本人同意，医疗机构与医务人员是不会向第三方透露相关信息的。

因此，疾控中心及各医疗机构在得到患者检测结果后，除了将相关信息用于与患者本人有关的艾滋病诊疗外，不会泄露给第三方。

另外，艾滋病患者也不用担心自己感染HIV的信息会被非法公开，除非你自愿将自己的患病情况告诉你想告诉的人。

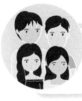 Q80：得了艾滋病，该不该告诉家人呢？

感染HIV并不意味着生命的终结，也不表示人生从此暗淡。只要规范抗病毒治疗，保持良好的服药依从性，病毒的复制得到控制，那么你的生活与正常人几乎无异，换句话说，就是可以像其他普通人一样生活。所以，告不告诉家人是个人的选择，没有人能逼迫你做决定，但身为医务人员，我们还是建议具体问题具体分析。

如果你是成年人，且内心足够强大，能以正向的态度对待艾滋病，自己独自扛下来也不会太难，并能保证遵医嘱好好吃药，那么你不愿意告诉家人徒增他们的烦恼，可以选择不告诉你的家人，但是要注意在和他们接触时做好防护措施。

如果你对于走抗艾之路缺乏信心，那么建议你选择适当的时机，将实情告知家人，毕竟家人是你抗艾路上的坚强后盾。来自家庭的情感支持是激励自己勇敢抗艾的最大动力。当感染艾滋病后，我们还是鼓励积极地向家人寻求帮助，所以，我们可以试着摒弃那些自己臆想出来的种种顾虑，其实我们的家人没有我们想象中的那么脆弱，他们对我们的包容度是超乎想象的。

如果你是未成年人，你应该主动将实情告知父母，在父母的监护和帮助下接受规范的抗病毒治疗。

如果你有性伴侣，你应将实情告知你的性伴侣，并采取防护措施，避免将艾滋病传染给你的性伴侣。

我们无法主导你的决定，但建议你主动将实情告知家人，我们不建议你孤军奋战，希望你能得到足够的支持。众人拾柴火焰高，众人植树树成林，抗艾的路上有太多荆棘和坎坷，和大家一起才能更顺利地打赢一场又一场的硬战，攻克一道又一道的难关。而且也能更好地保护家人和自己最亲近的人，免得"误伤"了他们。

1．无论经历多大风雨，家总是你最温暖的避风港。

2．任何问题都有解决的办法，办法总比困难多。

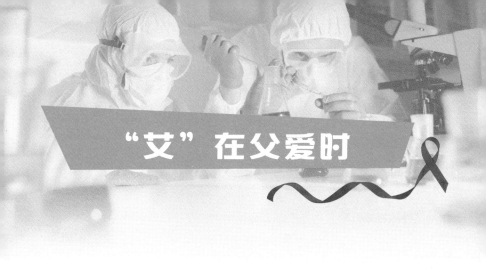

"艾"在父爱时

　　小雨原本是个活泼开朗的女孩，她在学校表现优异，是老师心目中的优秀学生，可是这一年来，她却像变了一个人似的，总是独自发呆。

　　一年前，小雨的生活被一件事情彻底打乱了——她的父亲在一次检查中发现感染了HIV，这个消息对小雨全家来说都是一个巨大的打击。她想不明白，一向老实敦厚的父亲怎么会感染上这种病。从那以后，小雨开始忧虑，她担心自己会在跟父亲的日常接触中感染上HIV。

　　为了确认自己是否被感染，小雨曾多次去市疾控中心检查HIV，结果显示都是阴性。但小雨的焦虑并没有减轻，她怀疑自己在窗口期，病毒没有被检测出来。

　　3个月后，小雨再次去市疾控中心检查，结果依然是阴性。这个结果让小雨在一段时间内安心了一点点，但是仍然无法让小雨完全放下悬着的心，但凡身体有点不舒服，比如疲惫、咳嗽、发烧等，小雨都会异常紧张，每次都会用HIV自我检测试纸反复检测，虽然每次检测结果都是阴性，但依旧不能平复小雨慌张的内心。

长此以往，小雨变了，肉眼可见的变化是她不再像以前那样活泼开朗，开始变得沉默寡言。她特别害怕回家，害怕触碰家里的任何东西，更害怕与父亲接触，甚至拒绝与父亲交流，因为她认为父亲是导致她如此痛苦的罪魁祸首。

这种恐惧也严重影响到她的生活和学习，她不敢使用公共卫生间，不敢和别人共用餐具，甚至不敢和小姐妹牵手逛街，她总是保持警惕，不敢轻易地接触任何人或物品。

小雨的母亲非常担心她的情况，在咨询过专家后，带她去看了心理医生。心理医生很耐心地与小雨交流，让她倾诉自己的感受。一开始小雨比较排斥，觉得这样帮不了自己，只有不断地检测才能让她安心。

经过一段时间的治疗，小雨逐渐敞开心扉，开始慢慢学会接受，并逐渐正确认识艾滋病，逐渐接纳生病的父亲，与他重新建立起和谐的父女关系。当她与父亲拥抱在一起时，她感到了内心的平静与幸福。她也明白了，"艾"在爱面前，显得多么微不足道，父亲给了她最宝贵的生命，他才是她生命中最重要的人。

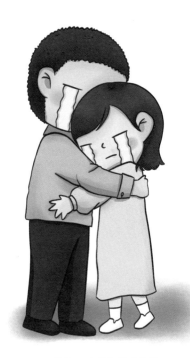

图5.4 小雨和父亲拥抱

 Q81：什么是"恐艾症"？

其实小雨是得了恐艾症。恐艾症是一种对艾滋病的极度焦虑和恐惧的心理疾病。

恐艾症患者会怀疑自己感染了HIV，或者非常害怕感染

185

HIV，并有洁癖等强迫症表现。恐艾症患者对艾滋病患者或自己可能患有艾滋病表现出异乎寻常的紧张与害怕，而且有回避倾向。

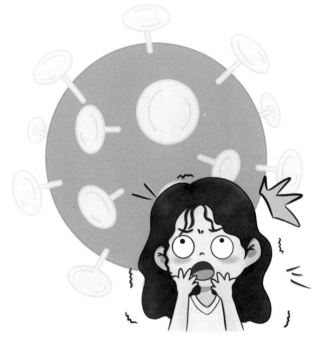

图5.5 恐艾症表现

大多数恐艾症患者能意识到这些紧张与害怕是过分的、不合理的，但依然无法控制这种恐惧感。他们为了减轻焦虑和恐惧，会想尽办法采取回避行为，比如回避与他人进行肢体接触、过度保护自己、过度清洁手或物品等。

有些恐艾症患者甚至公开说自己患有艾滋病，因怕自己把艾滋病传染给家人而心生严重的负罪感，并动员家人进行相关的检查。

还有些恐艾症患者会固执己见，多处求医，经过多家医疗机构检查后还是不相信阴性的检查结果，并要求医院给予治疗。

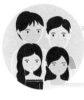 Q82：为什么会得"恐艾症"？

恐艾症是一种特定的恐惧症。恐艾症患者发病是由特定的客观对象或情景所诱发，引起的焦虑、紧张、惶恐不安的情绪。

引起恐艾症的确切原因尚不清楚，一般认为有以下两个方面的因素可能对恐艾症的发生产生影响：

（1）基本因素：有研究发现，恐艾症患者在影像学上可发现有神经生物学基础；另外，社会心理方面也可能影响恐艾症患者对艾滋病的观念，比如家庭及社会对艾滋病的看法。

（2）诱发因素：比如人们对艾滋病的认识和了解不足、医疗技术的局限性等都容易放大艾滋病的危害，从而引起大众对艾滋病产生超常的紧张、焦虑和恐慌。

 Q83：得了"恐艾症"该怎么办？

　　得了恐艾症不要紧张，自己能承认和接受自己患有恐艾症就已经非常棒了！恐艾症也是可以治疗和控制的。目前治疗手段主要有心理治疗、心理治疗联合药物治疗。心理治疗更为重要，且必要。

　　心理治疗方法主要有：暴露治疗、行为功能分析、认知疗法等。但并不是所有恐艾症都可以归为某一类，很多患者同时存在有多种表现，所以需要接受综合的心理治疗。而药物治疗需要在专科医生的指导下使用。

　　得了恐艾症你需要做的是：

　　（1）配合正规、系统的治疗；

（2）相信科学检测，不要再无谓地担心和猜疑；

（3）艾滋病的传播是需要一定条件的，只要做好防护，传播的可能性就非常小；

（4）即使发生了可能暴露的行为，及时服用阻断药物治疗，也可以有效预防艾滋病病毒感染；

（5）不要相信症状，不同疾病都可能出现同一种症状，所以不要对号入座，认为自己身体的不适都是艾滋病的症状。

当你对艾滋病感到紧张时，试着转移注意力，将精力集中在工作或学习上，多与家人和朋友交流谈心，多参加户外运动以放松心情。如此，你会发现，原来"艾"并不可怕，对"艾"的恐惧是能被爱打败的！

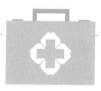

1. 做任何事情小心谨慎甚好，但不可过度，谨慎过度反而有危险，容易身心俱疲。

2. 每一个生命都值得被尊重，艾滋病患者也不应例外，应该享有被尊重的权利。

3. 父兮生我，母兮鞠我。有种付出，不计回报，却澄澈永恒，那就是父母之爱。

拿铁不加糖也很甜

　　小唐是一名HIV感染者，已经接受抗病毒治疗两年多了。经过治疗，她的身体状况良好。提到她的传染病史，还得从三年前的大学生活说起。

　　小唐高中毕业后如愿以偿考入某知名大学，在大学期间不仅成绩优异，而且还是一名优秀的学生干部，节假日还通过在学校旁边的咖啡馆做兼职进行社会实践，是老师和同学心中典型的优秀学生，是父母心中乖巧懂事的女儿。

　　大四时，小唐在咖啡馆认识了已经毕业的学长，两人志趣相投，而且都特别喜欢喝加糖的拿铁，经过几次接触后，两人便确认了恋爱关系。

　　两年前，小唐的智齿反复发炎，疼痛难忍，甚至无法入睡，便决定去医院寻求医生的帮助。医生仔细检查了小唐的口腔，确认了她智齿发炎的情况。

　　医生建议吃两天消炎药再来拔掉智齿，小唐也不堪智齿反复发炎之扰，便同意拔掉智齿。拔牙之前，需要做一些必要的检查，比如血常规、感染性疾病筛查等。

两天后，小唐来到医院，并没有去取检查报告，因为医生说她可以在电脑上看到结果。她想自己身体倍儿棒，检查应该不会有什么问题，便直接去诊室找到上次的牙科医生。

医生打开电脑，查看了小唐的检查结果后，告诉她，因为她HIV检测阳性，暂时不能实施拔牙手术，需要到疾控中心再次抽血确认是否感染HIV后，才能根据检查结果选择手术防护级别。

小唐说什么也不相信自己感染了HIV，她站起来时差点摔倒在地，医生见状，急忙上前扶住她，并安慰道："不要过度紧张，你现在只是初筛阳性，并不是确诊。"

焦急不安的小唐匆匆地赶到疾控中心做检查。两天后，疾控中心的复查结果出来了，很不幸，结果依然是阳性。小唐当即瘫坐在地上，她自认洁身自好，老实乖巧，怎么会突然感染上HIV呢？

疾控中心的志愿者小王见状，好心将她扶到休息间。不知过了多久，小唐才停止了哭泣。小王一直陪在她身边，耐心地安慰她，并且给她讲了许多艾滋病防治方面的知识。

当心情平复后，小唐想起自己感染艾滋病的途径很可能是性传播。她拨通了远在泰国出差的男朋友的电话，在她反复地追问下，男朋友才承认，半年前在国外出差时，曾到当地红灯区接受过无套性服务。听到这里，小唐简直快要崩溃了，她哭着说："咱们分手吧！"男友还想挽回，小唐决绝地说："分手吧，我现在喜欢拿铁不加糖！"

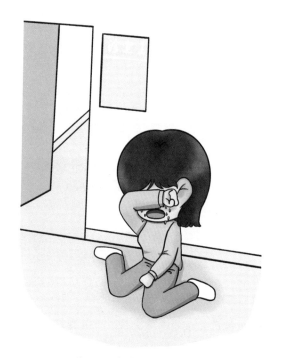

图5.6 小唐瘫坐在地上很无助

　　小王安慰小唐说："你还年轻，趁早接受治疗才是当下最重要的选择！"

　　受到小王鼓励，小唐决定振作起来，积极接受抗病毒治疗。

　　抗病毒治疗虽然很辛苦，小唐常常被药物的不良反应折腾到想要放弃，但在艾滋病防治志愿者的支持和帮助下，小唐挺过来了，现在病毒载量已经达到了检测不到的状态。

对于小唐来说，抗病毒治疗的生活就像不加糖的拿铁，很苦，但用心"品尝"，却能感受到和糖一样的甜美，那是因为在她不加糖的拿铁般苦涩的生活里，一直有不离不弃的艾防人员给她温暖和力量。

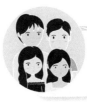

Q84：从疑似到确诊，谁来安抚HIV感染者那惶恐的心？

几乎每位HIV感染者在得知自己感染了HIV后，都无法平静对待，都会经历复杂的心路历程，一般会经历以下5个心理变化：

1. 否认期——"绝对搞错了，绝对不是我！"

在得知自己感染了HIV后，大部分患者心存侥幸，认为可能是检验错误或误诊，然后去多家医疗机构反复检测。一遍遍检查，一遍遍确认，却又一遍遍否认。

2. 愤怒期——"怎么是我，上天真的太不公平了！"

当确认自己感染了HIV时，大部分患者会开始怨天尤人，认为上天不公平，会有被生活遗弃、被命运捉弄的感觉，从而对人世感到无限的愤怒和憎恨。可能表现为烦躁、悲愤，甚至拒绝治疗。有的患者可能走极端，会把这种愤怒发泄给周围的人，做出伤害他人、伤害社会的行为。

3. 妥协期——"好吧！都可以。"

患者由愤怒期转为妥协期，由愤怒转为平静，沉默寡言。此时期的患者愿意接受治疗，并希望医务人员能替他保密，还希望得到最好的治疗，从而能延长自己的生命。

4. 忧郁期——"也许，我真没活下去的必要了……"

患者开始反省过去和想象未来。由于对自己过去的自责，对未来、亲人、家庭、学习、工作、事业的担忧，患者会感到悔恨和迷茫，从而出现抑郁，严重者会产生轻生的念头。

5. 接受期——"坚持治疗我一定能成功战胜HIV！"

经过规范治疗，病毒复制得到控制，大多数患者开始慢慢接受，以平静的心态面对现实，积极地面对生活，由消极向积极转化，使心理通过代偿来达到平衡。

当然这也并不是绝对的，不是每个人都会按顺序经历这几个时期，不同的人会有个体差异，一般会经历其中一个或几个心理时期。

一般医务人员会最先知晓患者的HIV感染情况，所以也顺理成章地成为抚慰患者心灵的先锋队，他们正确引导并安抚患者顺利渡过各个时期的难关。

第二梯队可能是家人，也可能是朋友，如果能够接受并宽慰、支持患者，也能成为患者战胜负面心理的重要动力。

但是因为受到传统文化背景的影响，在我国，很多感染HIV的患者会选择独自承受，因为觉得感染了HIV就是一种耻辱，也不能背负起公开后的种种后果，最终导致自己孤立无援。

医务工作者、家人、朋友和社会等的正确引导以及大力支持和帮助，是每一位艾滋病患者和HIV感染者所需要的，既能帮助他们顺利渡过难关，也能帮助他们拥有积极健康的心态，让他们自信勇敢地行走在阳关大道上。

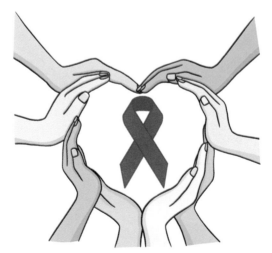

图5.7　患者得到社会各界的支持

Q85：被确诊感染HIV，我感觉全世界都在用异样的眼光看我，难道HIV感染者／艾滋病患者注定只能孤独一生吗？

　　首先，当确诊感染HIV后，不要自我歧视，及早接受规范的抗病毒治疗，控制病毒载量，积极预防并发症，可以和健康人一样享受生命的快乐，享有与其他人一样的人生权利，也能自信地工作和生活。

　　其次，医务人员及艾防人员都经过专业的培训，具有良好的职业素养，能够尊重患者，保护患者隐私，对所有患者一视同仁，不歧视患者，这也是作为医务人员的基本素养。

　　另外，艾滋病知识的广泛普及，大大提高了社会大众对艾滋病的科学认识，越来越多的人形成了正确的艾滋病观，不再歧视艾滋病患者，也不排斥与艾滋病患者的正常往来。

　　随着我国艾滋病防治工作的不断深入，逐步建立了家庭访视、集体互动以及电话随访等多途径反社会歧视干预方案，有效减少了艾滋病患者来自社会和家庭的歧视。

艾滋病患者不是孤军奋战，社会上还有很多爱心人士与他们在一起，相信未来会有越来越多的爱心人士站出来，关心、关爱、守护艾滋病患者。

所以，请那些现在还处于自我孤立、自我封闭的艾滋病患者，试着呼唤一声或者试着踏出一小步，让我们感受到您或者看到您，我们希望和您一起携手，将心凝聚，共抗艾滋病。

Q86：得了艾滋病就等于等死吗？

在很多人的认知里，将艾滋病和死亡画上了等号，但是现在医疗水平如此发达，已经不能用以前的观点看待如今的境遇了，感染了HIV并不是拿到了死亡判决书，更不是只能坐在家中等待死亡的降临。

艾滋病和其他疾病一样，科学的治疗能抑制HIV在人体内开疆拓土，进而减少HIV对人体免疫系统的破坏。只是不同病期，治疗方法和治疗疗程不同罢了！

由于目前还没有能彻底根除HIV的药物，所以HIV感染者一旦启用正规抗病毒治疗就需要终身服药。

有研究发现，艾滋病抗病毒治疗依从性必须要达到95%以上，才能有效抑制病毒复制。

所以，一旦确诊感染HIV，一定要正确、积极、规范地服用抗病毒药物，定期复查，保持良好的高度服药依从性，这才是治疗艾滋病的关键。

可能还有人怀疑通过规范抗病毒治疗是否真的就能控制好病情，是否真的能大大提高艾滋病患者的生存质量和寿命长度，其实这是真的，规范抗病毒治疗真的好处多多：

（1）规范治疗可以避免HIV攻击机体的免疫系统，预防其他疾病找上门，从而获得与正常人几乎一样的生命长度；

（2）准备怀孕的女性，规律抗病毒治疗直接关系到是否可以生育健康的宝宝；

（3）对于感染HIV的儿童，尽早开始规律的抗病毒治疗可明显降低儿童艾滋病相关死亡率；

（4）规律抗病毒治疗能降低病毒载量，从而降低传染给性伴侣的风险，拥有幸福的性生活；

（5）规律抗病毒治疗能减轻患者的心理负担，使其能够正常工作和社会交往。

总之，规范抗病毒治疗的目的不是能活就好，而是要活得更好！

Q87：感染了HIV，该如何重拾生活的勇气？

感染HIV后，患者极易产生消极的情绪，表现为情绪低落、失落、悲观、睡眠不规律、疲乏、愉快感丧失、精神运动性迟滞、积怨、自卑自责、注意力不能集中等，严重者还会时常出现一些自杀的念头。如果不及时纠正这些消极情绪，很容易发展为抑郁症，不利于艾滋病的治疗。所以得走出困境，重拾信心，这不是一个人能做到的，而是需要依靠你、我、他的共同努力。

首先，对于患者本人而言，要正确认识艾滋病，树立正确的疾病观，保持积极的心态，对自己有信心，修正错误或歪曲认知，通过纠正自己的不良行为和错误认识来改变或消除消极情绪。严重者应及时就医，遵医嘱接受心理治疗和/或药物治疗。

其次，患者的家人、朋友等社会支持系统中的成员，应当以接纳、尊重、理解、同情、积极关注的态度和患者建立良好的关系，不仅要给患者营造一个舒适愉悦的生活环境，还要针对性地对患者进行心理疏导，给予安慰和鼓励，帮助患者树立勇敢面对疾病的信心。

最后，对医务人员而言，要采取科学的方法，充分对患者的精神心理状况进行评估，倾听患者内心真实的想法和感受，给患者提供宣泄内心情绪、情感的机会。针对患者的不同心理采取相应的干预措施，针对伴有焦虑症状的患者，可以进行相应的放松疗法，以缓解患者紧张、焦虑的情绪；针对伴有抑郁症状的患者，应耐心指导其缓解抑郁情绪；针对重度抑郁症的患者，可以在心理治疗的基础上，采取药物治疗、电休克疗法等综合治疗措施。

没有偏见，没有歧视，有的是家人及社会的关爱和支持，艾滋病患者应当卸下一切心理负担，重拾生活的勇气。

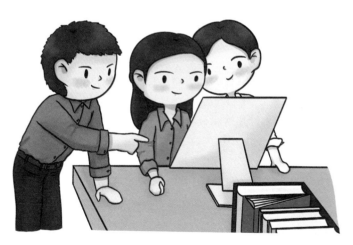

图5.8　没有偏见，没有歧视

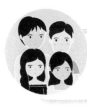

Q88：感染HIV后，为什么会莫名其妙地暴躁？

　　无论是谁，感染了HIV或多或少都会有些心理的变化。确诊感染HIV后，由于对疾病的恐惧，在短时间内产生狂躁、愤怒、抑郁、恐惧等负性情绪是正常的。当你面临这些情况时，不要一味地否认，而应当积极面对，并采取措施予以改善。

　　（1）当确诊后，应当立即接受抗病毒治疗，以保护自己和伴侣的健康，这样不仅可以改善自己的身体健康状态，而且可以提高自己对未来的期待，从而消除对未来、未知的恐惧。

　　（2）可以向自己信赖的医生、朋友、家人、社工或志愿者倾诉，通过倾诉来排解内心的负面情绪。

　　（3）适当地进行锻炼来宣泄情绪，缓解压力。

　　（4）健康饮食、早睡早起，保证充足的营养和睡眠。

　　（5）必要时应该积极接受心理咨询和治疗。

　　爱生活，爱自己，爱家人，保持积极、平和的心理状态，是走出艾滋病阴影的关键；若是自我情绪调节失败，可以寻求心理医生帮助，不要积郁成疾。

Q89：艾滋病有治愈的希望吗？

　　随着艾滋病抗病毒治疗药物的广泛使用和疗效的提高，人们已经可以将艾滋病病毒裁量控制在较低水平。现有的滋病抗病毒治疗方案已经大大降低了HIV感染者的病死率，提高了HIV感染者的生活质量，使感染者能够像健康人一样正常地生活和工作。

　　随着医学的进步，新的艾滋病疗法也不断取得突破，创新疗法对有合并症和老年HIV感染者进行多学科干预下的全程管理，能够进一步改善HIV感染者的预后，提高生活质量。2022年12月1日，国际抗病毒学会-美国小组（IAS-USA）发布的《成年HIV感染者的抗反转录病毒治疗和预防：IAS-USA 2022年推荐建议》中介绍的抗反转录病毒治疗（ART）和整合酶抑制剂（INSTI）的方案就是诸多创新疗法中的代表。

　　此外，赫伯特·韦特海姆佛罗里达大学斯克里普斯生物医学创新与技术研究所的研究人员发现了一种蛋白质，这种蛋白质在帮助HIV在人类免疫细胞中复制方面发挥了关键作用，为细胞机制如何允许病毒创造新的自我副本提供了更多线索。这种被称为p32的蛋白质有一天可能会为药物提供潜在的靶点，使HIV保持休眠状态，不对人体产生伤害。这最终可能是基本上治愈艾滋病的方法。

人类在抗艾路上披荆斩棘，从未停止，请相信，治愈艾滋病或指日可待！

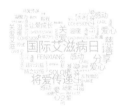

1. 无须担心自己咨询的信息会暴露，因为国家对个人接受艾滋病自愿咨询检测的信息保密。

2. 无论是恋爱还是婚姻，双方都必须要忠贞。忠贞的人，一定会得到忠贞，不忠贞的人，一定不会得到好的结局。

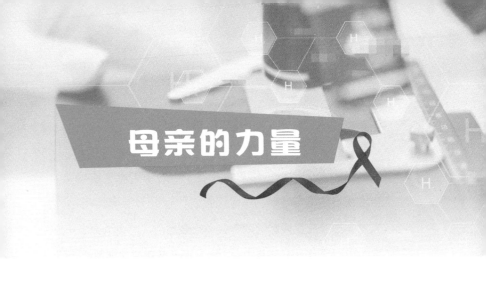

母亲的力量

陈阿姨是一位单亲妈妈，她和儿子小闵住在一起。小闵是个善良、孝顺且温柔帅气的小伙子，但他有一个不愿意告诉妈妈的秘密——他是一名同性恋者。

最终陈阿姨还是发现了小闵是同性恋。她虽然难以接受，但也不想和儿子闹得太僵，只能后退一步，暂时不去过问小闵的感情生活和性取向问题。但心里还是希望随着时间的推移，有一天儿子能够理解自己，能够转变性取向。

最近，小闵老拉肚子，人也瘦了很多，陈阿姨心里着急，网上查了查，结果说什么的都有，最可怕的是竟然有网友说可能是结直肠癌，吓得陈阿姨丝毫不敢耽搁，赶紧连拖带拽地把儿子带到医院，做了个全面的身体检查。

检查结果出来了，医生告诉她，小闵感染了HIV，陈阿姨当场差点晕了过去，既震惊又心痛，好半天都说不出话来。

小闵知道后，未发一言，只将自己封闭在自己的房间里。陈阿姨开始反思自己，思考自己是否做错了什么，才导致儿子变成现在这个样子。

陈阿姨花了几天时间整理好情绪后再次振作，不管怎样，事已至此，痛定思痛，不能没被病魔打倒反而自己把自己吓倒了，自己只有一个儿子，儿子还年轻，未来还有很长的路要走，作为母亲，必须帮助儿子走出艾滋病的阴霾，绝对不能就此认命。

第二天，陈阿姨来到医院感染科咨询室，详细了解了艾滋病的治疗方法。原来只要坚持治疗，HIV感染者也可以像高血压、糖尿病患者那样好好生活，艾滋病不过是一种"慢性病"罢了。

就像高血压、糖尿病那样，艾滋病患者需要长期吃药，虽然治疗的过程很漫长，药物不良反应可能很痛苦，但是陈阿姨愿意陪儿子一起面对，共同克服困难，她愿意成为他的精神支柱。

在陈阿姨的耐心劝说和鼓励下，小闵开始了抗病毒治疗，陈阿姨每天设置2个闹铃，提醒儿子吃药。

抗病毒治疗过程中，小闵出现不良反应时，陈阿姨总会跑到社区艾滋病防治中心去咨询处理办法。经过1年的努力，儿子的各项指标都在正常范围内，陈阿姨也开心地笑了，小闵看着满脸皱纹的陈阿姨，由衷地说了句："妈妈，谢谢您！"

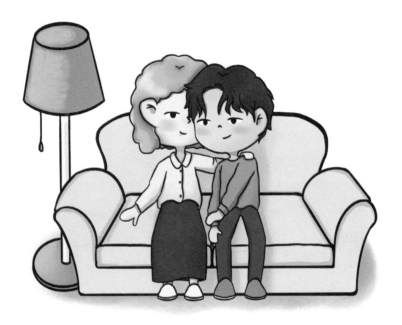

图5.9 母子温馨的画面

所谓久病成医，陈阿姨现在对艾滋病知识已经非常了解了。热心的陈阿姨成了社区的志愿者，每次社区开展艾滋病防治活动，她都会去帮忙。她希望通过传播艾滋病的相关知识来让更多人了解艾滋病的防治，鼓励HIV感染者和艾滋病患者积极配合治疗，也希望通过宣传和教育，消除社会上人们对艾滋病的偏见和歧视。

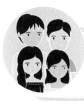

Q90：儿子得了艾滋病，我该怎么办呢？

当你得知家人感染了HIV后，首先要调整好自己的心态，多了解关于艾滋病的相关知识，形成科学的艾滋病观。建议从以下几个方面做起：

首先，鼓励患者及早接受治疗。我国对感染了HIV的患者有"四免一关怀"政策，有免费的抗病毒药物，确诊后遵医嘱按时按量服药，不擅自停药、换药，提高治疗依从性，如果能将病毒载量长期维持在较低水平或监测不到的状态，患者也能过上像其他人一样正常的生活。

其次，告知患者与性伴侣正确使用安全套，做好防护措施。及时提醒患者的伴侣进行HIV抗体筛查，明确是否被传染；若检查结果为阴性，三个月后复查结果仍为阴性，才可确认性伴侣未感染HIV。

再次，预防传染。艾滋病的传播，有三种主要途径：性传播、血液传播、母婴传播。一般日常接触并不会引起感染，一起吃饭、一起洗衣、一起使用生活用品都无须担心，但是仍需要做好防范措施，预防特殊情况下的传染，比如性

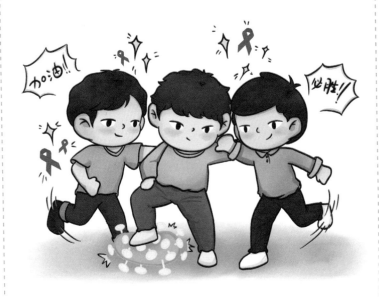

生活、伤口与伤口的接触等。

最后，尊重、爱护、鼓励患者。家人的鼓励和爱护通常是HIV感染者及艾滋病患者最重要的精神支柱。亲情会有效降低艾滋病带来的伤痛。鼓励患者乐观地生活，做些力所能及的事。千万不要歧视他们、抛弃他们，因为，如果自己最亲最信任的亲人都无法接受、理解和帮助他们，他们怎么会相信亲人以外的人能理解他们呢？

图5.10 让爱打败"艾"

Q91："四免一关怀"政策是什么？

"四免一关怀"政策是我国为防治艾滋病颁布的政策措施，即免费治疗、免费检查、免费阻断、免费教育，以及对艾滋病患者及HIV感染者进行关怀。具体包括：

（1）免费治疗。农村居民和城镇未参加基本医疗保险等医疗保障制度的经济困难人员中的艾滋病患者，可以到当地卫生部门指定的传染病医院，或设有传染病病区（科）的综合医院免费接受抗病毒治疗。

（2）免费检查。所有自愿接受艾滋病咨询和病毒检测的人员，都可以在各级疾病预防控制中心和各级卫生行政部门指定的医疗机构免费咨询并进行艾滋病病毒抗体初筛检测。

（3）免费阻断。对已感染HIV的孕妇，由当地承担艾滋病抗病毒治疗任务的医院提供健康咨询、产前指导及分娩服务，及时免费提供母婴阻断药物和婴儿检测试剂。

（4）免费教育。地方各级人民政府要通过多种途径筹集经费，开展艾滋病患者遗孤的心理康复，为其提供免费义务教育。

（5）一关怀。国家对HIV感染者和艾滋病患者提供救治关怀，各级政府将经济困难的艾滋病患者及其家属纳入政府补助范围，按有关社会救济政策的规定给予生活补助；扶助有生产能力的HIV感染者和艾滋病患者从事力所能及的生产活动，增加其收入。

1. HIV感染可能对个人和家庭产生压力和负担，只要齐心协力，定能共克难关。

2. 母爱是世界上最伟大的力量和最无私的爱。

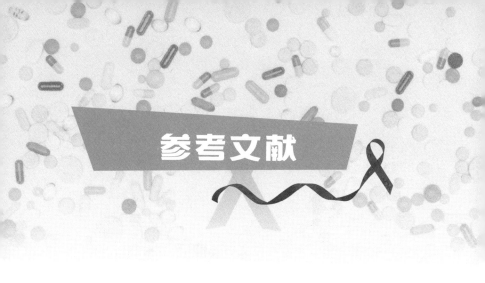

[1] PORTILLA-TAMARIT I, RVBIO-APARICIO M, FUSTE R-RUI IDEAPODACA M J, et al. Health-related quality of life in people with advancel HIV disease, from 1996 to 2021: systematic Yevtew and meta-and lysts[J]. AIDS Behav, 2024, 28（6）: 1978-1998.

[2] YADESSA T, SELAMAWIT M, ALEMAYEHU T, et al. A qualitative study exploring perceptions of people living with HIV using antiretroviral therapy on self-management of healthy nutrition and the related healthcare service in Ethiopia[J]. AIDS care, 2023, 35（8）: 1139-1148.

[3] HORVAT D C, NAVIS B, WEBEL A R, et al. Impact of food insecurity and undernutrition on frailty and physical functioning in aging people with HIV in the United States[J]. Journal of the Association of Nurses in AIDS Care, 2023, 34（3）: 238-247.

[4]　李勇，刘卫东. 婚检人群艾滋病知识教育的效果评估[J].
现代预防医学，2002，29（2）：2.

[5]　李新萍，韦彩云，杜丽群. 营养支持疗法对改善艾滋病
患者营养状况的效果观察[J]. 护理研究旬刊，2007，21
（11）：2861-2863.

[6]　中国营养学会"艾滋病病人营养指导"工作组. 艾滋病
患者营养指导专家共识[J]. 营养学报，2019，41（3）：
209-215.

[7]　龚贝贝，韦彩云，黄海妹，等. HIV/AIDS病人营养支持管
理研究进展[J]. 全科护理，2022，45（33）：4637-4641.

[8]　潘志颖. 抗逆转录病毒治疗联合营养支持对艾滋病患者合
并营养缺乏的临床分析[J]. 贵州医药，2021，45（4）：
584-585.

[9]　陈天赐，谢永钦，梁小林，等. 基于HIV感染人群分类
的HIV/AIDS传播模型建立[J]. 实用预防医学，2019，26
（2）：244-247.

[10]　陈翀. 广州市2017～2020年无偿献血者HIV感染分布特征
及变化趋势分析[J]. 中国实用医药，2020，15（35）：
56-59.

[11]　韩佳禹，杨淑娟，裴容，等. 凉山州艾滋病传播风险的健
康社会决定因素评价指标体系构建[J]. 现代预防医学，
2019，46（7）：1224-1228.

[12] 徐鹏，韩孟杰，吕繁，等. 我国艾滋病防治工作高质量发展的循证基础和践行策略[J]. 中国艾滋病性病，2023，29（5）：491-493.

[13] 陈欢欢，刘鹏涛，阮玉华. 我国免费艾滋病抗病毒治疗策略与"治疗即预防"进展情况[J]. 中国热带医学，2019，19（12）：1194-1196.

[14] 陈方方，汤后林，李东民，等. 全球及我国艾滋病疫情估计工作回顾[J]. 中华流行病学杂志，2022，43（1）：118-122.

[15] 郑灵巧，陈清峰，沈洁. 中国艾滋病防治政策与策略发展历程回溯[J]. 中国艾滋病性病，2019，25（7）：657-661.

[16] 韦玉素，董文逸，谢志满，等. 艾滋病抗病毒治疗药物不良反应研究进展[J]. 新发传染病电子杂志，2023，8（3）：79-83.

[17] 吴亚松，马烨. 中国艾滋病病毒耐药现状[J]. 新发传染病电子杂志，2019，4（3）：181-184.

[18] 柯丹，罗丹，黄云香，等. 新确诊艾滋病患者的艾滋病相关压力与生命质量：社会支持的作用[J]. 中国临床心理学杂志，2019，27（03）：582-585，590.

[19] 国家卫生健康委，等，遏制艾滋病传播实施方案（2019—2022年）[J]. 中国病毒病杂志，2020，10（1）：47-50.

[20] 豆正东，张正红，芮蓓. 中国男男性行为青少年艾滋病

流行及危险行为研究进展[J]. 中国学校卫生，2020，41（12）：1915-1920.

[21] 马媛媛，杜瑶瑶，汪昊，等. 广东省大学生文爱行为及其与高危性行为关系的横断面研究[J]. 中国艾滋病性病，2021，27（11）：1238-1241.

[22] 吴琳，徐静静. 大学生艾滋病防控综合干预策略效果评价[J]. 中国学校卫生，2022，43（10）：1484-1487.

[23] 夏卉芳，王毓，刘成，等. 某高校学生艾滋病防治知识认知及干预模式探索[J]. 中国艾滋病性病，2019，25（2）：189-190.

[24] 龚贵丹，周列磊，杨立珍，等. 慕课混合式教学的艾滋病健康教育干预效果评价[J]. 中国健康教育，2021，37（12）：1125-1129.

[25] 郑卿勇，段丹，祝清爽，等. 国内外大学生艾滋病研究热点与前沿趋势[J]. 现代预防医学，2022，49（8）：1506-1513.

[26] 宣舟斌，商颖，徐湘，等. 上海市高校学生男男性行为者艾滋病高危性行为定向干预效果评价[J]. 现代预防医学，2018，45（11）：2067-2072.

[27] 刘乃鹏，张月，王晓冬，等. HIV阳性男男性行为者对偶然或商业性伴的传播危险分析[J]. 中国艾滋病性病，2018，24（2）：159-163.

[28] 孙咏冰，方海霞，黄辉煌，等．艾滋病合并抑郁症的研究进展[J]．中国艾滋病性病，2022，28（10）：1226-1229．

[29] 申艳，张慈，Leila Mohammadi，等．男男性行为人群安全套污名化的概念构建[J]．中南大学学报（医学版），2022，47（6）：771-779．

[30] 孟晓军，尹寒露，李军，等．男男性行为人群直肠冲洗行为状况及相关因素[J]．中华疾病控制杂志，2021，25（12）：1409-1413．

[31] 胡健．青年男同性恋/双性恋者多性伴行为的社会文化因素[J]．中国艾滋病性病，2020，26（2）：172-174，194．

[32] 云科，张晶，楚振兴，等．沈阳市HIV阴性男男性行为者的心理障碍与CD4~+T淋巴细胞水平的关联性研究[J]．中国艾滋病性病，2018，24（11）：1115-1118，1123．

[33] 袁靓，刘昕，翟萌曦，等．年轻男男性行为者坚持使用安全套知行分离的影响因素分析[J]．现代预防医学，2023，50（4）：698-704．

[34] 沈潘艳，兰继军．污名/反污名信息对被污名群体注意偏向的影响[J]．中国临床心理学杂志，2018，26（4）：675-679．

[35] 贾思艳，黄玉玲，钟世勇，等．健康信念模式下HIV/艾滋病患者安全套使用影响因素分析[J]．中国艾滋病性病，2022，28（5）：545-549．

[36] 孙霄，朱广荣，季成叶，等．大学生使用安全套态度的深度访谈[J]．中国性科学，2013，22（1）：55-58，72.

[37] 王晗，童俊然，陈怀良，等．重庆市不同性角色MSM行为特征及HIV和梅毒感染现状[J]．中国艾滋病性病，2022，28（10）：1159-1163.

[38] 王毅，李六林，樊静，等．绵阳市年轻男男性行为者性行为特征及口交时安全套使用的影响因素[J]．中国艾滋病性病，2021，27（12）：1384-1388.

[39] 潘蕴蛟，陈亮，张明雅，等．12例HIV/艾滋病患者非婚非商业异性行为传播模式定性调查[J]．中国艾滋病性病，2021，27（2）：201-202.

[40] 郭宝东，黄颉刚．男男性行为者肛门健康保健研究进展[J]．中国艾滋病性病，2022，28（3）：373-376.

[41] 王毅，李六林，樊静，等．男男性行为者固定性伴相关特征及其无保护肛交的影响因素[J]．中国健康教育，2022，38（4）：339-343，363.

[42] 薛亚娟，刘思聪，张立．基于时机理论对HIV/AIDS肛瘘手术患者不同阶段疾病体验的质性研究[J]．中国艾滋病性病，2022，28（4）：402-405.

[43] 马凯芳，张晓婷，葛琳，等．2015-2019年我国新报告≥50岁HIV/艾滋病患者中晚发现情况分析[J]．中国艾滋病性病，2022，28（1）：16-20.

[44] 高岩，卢洪洲. 老年艾滋病相关高危性行为影响因素的研究进展[J]. 中国艾滋病性病，2020，26（4）：452-454，354.

[45] 尹寒露，王旭雯，孟晓军，等. 2004—2018年无锡市老年艾滋病病毒感染者和艾滋病患者流行病学特征分析[J]. 现代预防医学，2020，47（18）：3292-3296.

[46] 王春萍，郭琴，韩卓洳，等. 中国老年人群艾滋病防治核心知识知晓率的Meta分析[J]. 中国艾滋病性病，2019，25（2）：148-152.

[47] 谭卓，余彬，余军，等. 50岁及以上中老年HIV/艾滋病患者心理健康与服药依从性的关系研究[J]. 现代预防医学，2023，50（11）：2082-2087，2093.

[48] 熊君，韩佳禹，余军，等. 中老年HIV/AIDS病人艾滋病相关社会规范与安全套使用行为的关联性分析[J]. 中国艾滋病性病，2020，26（12）：1313-1317.

[49] 杨韵秋，陶鹏飞，谢荣慧，等. 高效抗逆转录病毒疗法治疗艾滋病的效果及对免疫功能的影响[J]. 中国临床研究，2020，33（4）：505-507，511.

[50] 甘秀敏，赵德才，赵燕，等. 2003—2021年我国艾滋病抗病毒治疗工作进展情况分析[J]. 中国艾滋病性病，2022，28（6）：642-646.

[51] 史宏博，董红军，洪航. 艾滋病精准防控的研究进展[J].

中国艾滋病性病，2020，26（6）：664-666.

[52] 沙马补都，能格阿几，殷娴，等．四川凉山州HIV感染者配偶阳转情况及影响因素分析[J]．现代预防医学，2021，48（10）：1876-1879.

[53] 李琳，彭志行，汪宁．抗病毒治疗阻断HIV单阳家庭夫妻间传播效率的网状Meta分析[J]．中国艾滋病性病，2019，25（06）：577-582.

[54] 武俊青，姜楠，李玉艳．中国艾滋病感染现状及安全套的使用[J]．中国热带医学，2020，20（2）：97-101.

[55] 刘天军，王更新，张曦月，等．有性行为大学生安全套正确使用情况及影响因素[J]．中国艾滋病性病，2019，25（9）：968-969，975.

[56] 韩孟杰，陈清峰，徐鹏，等．砥砺奋进"十三五"艾滋病防控迈向新征程——我国艾滋病防治回顾与展望[J]．中国艾滋病性病，2021，27（12）：1327-1331.

[57] 詹春林，周海旺，李昊波，等．上海市大学生校内免费安全套使用意愿及影响因素[J]．中华疾病控制杂志，2022，26（12）：1395-1401.

[58] 陈怡冰，鲁志鸿，李新蕊，等．山东省有性行为大学生安全套使用及影响因素分析[J]．中国性科学，2023，32（6）：156-160.

[59] 陈卫永，马瞧勤，周欣，等．浙江省424名有异性临时性

行为男大学生安全套使用情况及影响因素分析[J]. 疾病监测，2022，37（4）：492-497.

[60] 王建萍，武嫒婷，姚添，等. 基于贝叶斯网络模型的HIV感染者无保护性行为影响因素分析[J]. 中华疾病控制杂志，2022，26（8）：961-966.

[61] 陈世艺，黄楚武，许秀东，等. 南宁市1092例嫖客人群安全套使用情况及影响因素分析[J]. 现代预防医学，2022，49（10）：1852-1855，1860.

[62] 金屡华，唐慧玲，张子根，等. 金华市2017—2020年新确诊HIV/艾滋病患者梅毒感染情况分析[J]. 中国艾滋病性病，2022，28（5）：586-587.

[63] 苏昕怡，肖雪玲，李怡轩，等. 2017—2022年中国HIV感染者高危性行为发生率的Meta分析[J]. 中国感染控制杂志，2023，22（5）：552-562.

[64] 郭巍，陈方方，王丽艳，等. 经商业异性性行为感染HIV病例既往冶游史和二代传播风险的流行病学调查与分析[J]. 中国艾滋病性病，2016，22（11）：875-878，886.

[65] 王跃会，方岗刚，岑平，等. 开远市嫖客人群安全套使用状况及相关因素分析[J]. 中国艾滋病性病，2019，25（5）：480-483.

[66] 农丽萍，何波，汤洪洋，等. 2017—2019年南宁市女性性服务者HIV感染率及相关行为变化趋势分析[J]. 中国皮肤性

病学杂志，2021，35（8）：886-896.

[67] 唐修威，王雨萱，刘尚滨，等. 男男性行为者持续使用安全套影响因素的信息—动机—行为技巧模型分析[J]. 上海预防医学，2023，35（3）：275-281.

[68] 薛盼盼，刘潇，程祥，等. 男男性行为者发生无套肛交原因的定性研究[J]. 中国艾滋病性病，2023，29（3）：283-286.

[69] 朱靖，胡丹，殷玥琪，等. 中越边境地区嫖客人群HIV/STIs感染相关因素分析[J]. 现代预防医学，2020，47（16）：3043-3046，3055.

[70] 田春华，黄玉玲，曾亚莉，等. 四川省5地市城区重点场所45岁及以上男性艾滋病相关高危性行为特征分析[J]. 疾病监测，2023，38（6）：651-656.

[71] 孙坤，李慎坚，张建梅，等. 暗娼与性伴之间安全套协商使用情况分析[J]. 中华流行病学杂志，2019，40（7）：795-799.

[72] 陈麒全. 安全套遗留微量物证分析研究进展[J]. 化学分析计量，2023，32（7）：109-116.

[73] 陈怡冰，鲁志鸿，李新蕊，等. 山东省有性行为大学生安全套使用及影响因素分析[J]. 中国性科学，2023，32（6）：156-160.

[74] 孙坤，李慎坚，张建梅，等. 云南两市县暗娼阴道交性行

为安全套有效使用分析[J]. 中国艾滋病性病，2019，25（4）：371-374.

[75] 中国艾滋病诊疗指南（2021年版）[J]. 中国艾滋病性病，2021，27（11）：1182-1201.

[76] 张静，周刚. 性传播疾病的口腔表征[J]. 中华口腔医学杂志，2022，57（5）：547-552.

[77] 付茜，王鹏，赵红心，等. 10例HIV/艾滋病患者口腔溃疡临床特点分析[J]. 中国艾滋病性病，2022，28（6）：719-720.

[78] 顾思思，谢幸尔，钱湘云，等. HIV/艾滋病患者性生活体验质性研究的Meta整合[J]. 中国艾滋病性病，2022，28（9）：1115-1119.

[79] 李志杰，李伟，卫平民，等. 基于政策一致性指数模型的我国艾滋病防治政策量化评价[J]. 中国艾滋病性病，2023，29（6）：644-649.

[80] 贾平. 2018—2019年我国艾滋病领域伦理法律与政策相关热点问题[J]. 中国艾滋病性病，2020，26（4）：455-457.

[81] 郑灵巧，陈清峰，沈洁. 中国艾滋病防治政策与策略发展历程回溯[J]. 中国艾滋病性病，2019，25（7）：657-661.

[82] 贾平. 中国艾滋病法律与公共政策——以权利保障和受影响人群为核心[J]. 中国艾滋病性病，2016，22（3）：222-224.

[83]　朱静瑾，刘蕊. 2018—2021年天津地区淋病奈瑟菌耐药情况分析[J]. 中国艾滋病性病，2023，29（5）：592-595.

[84]　周珍红，邹潇白，张王君，等. 2021年湖南省HIV-1传播性耐药发生特征分析[J]. 实用预防医学，2023，30（5）：524-527.

[85]　宋耀芳，袁丹，贺泽刚，等. 2016—2020年遂宁市HIV-1抗病毒治疗及耐药性分析[J]. 预防医学情报杂志，2023，39（3）：271-276.

[86]　单濛，阿热祖·肉孜呢亚孜，等. 个案管理模式下人类免疫缺陷病毒感染者和艾滋病患者抗病毒治疗效果分析[J]. 中国病毒病杂志，2023，13（1）：20-26.

[87]　李梅，杨红红，刘倩，等. 艾滋病合并淋巴瘤患者抗人类免疫缺陷病毒治疗后短期内出现病毒耐药1例[J]. 中国感染与化疗杂志，2023，23（2）：229-232.

[88]　何耀祖，陈晓婷，陈景良，等. 我国艾滋病抗病毒治疗药物变迁及进展[J]. 广东医学，2023，44（2）：157-160.

[89]　刘芳，吴学庆，施雅莹，等. 成都市ART耐药的HIV/艾滋病患者焦虑抑郁状况及其影响因素[J]. 中国艾滋病性病，2023，29（1）：69-73.

[90]　廖玲洁，邢辉. 中国艾滋病病毒耐药监测回顾与展望[J]. 中国艾滋病性病，2023，29（2）：127-131.

[91]　袁丹，李一平，杨淑娟，等. 四川省部分地区HIV-1感染者

二线方案抗病毒治疗效果及耐药突变分析[J]. 中华流行病学杂志，2023，44（2）：276-284.

[92] 李玲，殷俊，梁姝，等. 2019—2021年西昌市HIV-1感染者治疗前耐药性分析[J]. 预防医学情报杂志，2022，38（12）：1529-1534，1540.

[93] 刘颖. 艾滋病中药新药领域的发展现状及展望[J]. 中医杂志，2022，63（22）：2187-2191.

[94] 段星，王妙辰，王译葵，等. 德宏傣族景颇族自治州2017—2019年新报告HIV感染者治疗前HIV pol基因耐药突变位点及耐药相关因素分析[J]. 中国病毒病杂志，2022，12（5）：343-348.

[95] 陈宏，沈银忠. 人类免疫缺陷病毒感染/艾滋病合并结核病的诊治进展[J]. 诊断学理论与实践，2022，21（4）：530-534.

[96] 吕诗韵，白若靖，代漫，等. 抗病毒治疗后低病毒血症患者HIV-1基因型耐药特征分析[J]. 中国艾滋病性病，2022，28（10）：1187-1190.

[97] 杨红红，曾琴，何坤，等. 治疗前耐药的HIV/艾滋病患者抗病毒治疗效果[J]. 中国艾滋病性病，2022，28（10）：1201-1202.

[98] 高敏，赵芝萍，俞晓玲，等. 艾滋病患者感染病原菌分布特征及耐药情况[J]. 中国感染控制杂志，2022，21

（12）：1206-1214.

[99] 许小珊，黄荣叶，陈欢欢，等. 治疗前耐药对HIV感染者抗病毒治疗12个月病毒抑制影响[J]. 中国热带医学，2022，22（6）：549-554.

[100] 董文斌，李世福，赵金仙，等. 某地HIV/AIDS者确诊后一年内高危性行为的改变及影响因素研究[J]. 现代预防医学，2022，49（14）：2661-2665.

[101] 李健健，张桂仙，邱钰婷，等. 2011—2019年云南省死亡HIV感染者/艾滋病患者获得性耐药调查[J]. 中国预防医学杂志，2022，23（4）：241-249.

[102] 郭晓黎，张飞，刘萧湘，等. 2019—2020年山西省艾滋病抗病毒治疗失败者HIV-1基因型耐药及其影响因素分析[J]. 中华实验和临床病毒学杂志，2022，36（2）：176-182.

[103] 田波，刘俊，李海雯，等. 艾滋病患者细菌性血流感染病原菌分布及耐药情况[J]. 昆明医科大学学报，2022，43（6）：140-146.

[104] 金聪，邱茂锋，潘品良，等. 中国艾滋病抗病毒治疗20年的实验室检测进展与成就[J]. 中国艾滋病性病，2022，28（5）：505-508.

[105] 陈婉君，陈琳，王憓，等. 男大学生互联网交友临时异性性行为特征分析[J]. 预防医学，2022，34（11）：1086-1090.

[106] 张兴亮，罗艳，丁建明，等. 2017年杭州市新确诊男男性行为人群HIV/AIDS病例特征分析[J]. 预防医学，2020，32（4）：373-377.

[107] 管东波，何敏嫦，梁雪梅，等. 佛山市网络交友男男性行为者HIV感染状况及其影响因素分析[J]. 热带医学杂志，2023，23（6）：867-871.

[108] 赵好，刘惠，韩孟杰. 济南、广州和成都市中等职业学校学生艾滋病相关知识和行为调查分析[J]. 中华实验和临床病毒学杂志，2021，35（2）：158-162.

[109] 曾坚朋. 虚拟与现实：对"网恋"现象的理论分析[J]. 中国青年研究，2002（6）：30-36.

[110] 张学军，郑捷. 皮肤性病学[M]. 9版. 北京：人民卫生出版社，2018.

[111] 杨瑞锋，陈红松. 《2022—2030年全球卫生部门关于艾滋病、病毒性肝炎和性传播疾病行动计划》在病毒性肝炎领域的要求：解读及临床实践[J]. 中华检验医学杂志，2023，46（1）：12-18.

[112] 孙笠翔，周丹，赵砚，等. 2015—2019年辽宁省艾滋病哨点七类人群HIV、梅毒和HCV感染状况分析[J]. 医学动物防制，2022，38（4）：325-329.

[113] 张瑾，陈绍椿，尹跃平. 梅毒螺旋体核酸扩增检测技术及基因分型方法研究进展[J]. 中国艾滋病性病，2021，27

（10）：1174-1178.

[114] 崔富强，庄辉. 解读《2021年艾滋病病毒、病毒性肝炎和性传播感染全球进展报告》：消除病毒性肝炎进展[J]. 中国医学前沿杂志（电子版），2021，13（10）：1-4，插1.

[115] 李君，蒋燕君，任朦，等. 舌诊在病毒性传染病中的应用与研究[J]. 吉林中医药，2021，41（7）：976-980.

[116] 姜雪，赵燕，吉克春农，等. 2005—2015年凉山彝族自治州艾滋病抗病毒治疗患者生存时间及相关因素分析[J]. 中华预防医学杂志，2020，54（11）：1237-1242.

[117] 徐梦娇，赵燕，赵德才，等. 2012—2017年经性传播感染HIV青少年抗病毒治疗及时性及影响因素[J]. 中国艾滋病性病，2019，（4）：346-349，409.

[118] 潘海西，黄秋芳，成肖阳，等. 2020—2021年南宁市新报告HIV感染者合并HCV和梅毒情况及相关因素[J]. 中国艾滋病性病，2023，29（1）：102-105.

[119] 张江艳，冉慧粉，李武，等. 云南省5937例HIV/AIDS病人合并HBV感染的流行病学及临床特征[J]. 中国艾滋病性病，2018，24（6）：553-556，560.

[120] 冯丹. 中国HIV/艾滋病患者HBV/HCV合并感染现状及其影响因素的系统综述与Meta分析[D]. 太原：山西医科大学，2018.

[121] 周群博，施露倩，杨世江，等. 德宏傣族景颇族自治州2015—2021年新报告经非婚非商业异性性传播感染HIV/艾滋病患者特征分析[J]. 中国艾滋病性病，2023，29（7）：745-750.

[122] 国家卫生健康委员会疾病预防控制局. 2019年我国艾滋病防治工作取得新进展[J]. 中国艾滋病性病，2019，25（12）：1205.

[123] 韩孟杰. 我国艾滋病流行形势分析和防治展望[J]. 中国艾滋病性病，2023，29（3）：247-250.

[124] 刘玉芬，单多，李慧，等. 持续开展艾滋病综合防治示范区引领艾滋病防治事业高质量发展[J]. 中国艾滋病性病，2023，29（5）：494-498.

[125] 高粤姝，Abrar AIbrahim，黄平，等. 南方某区艾滋病死亡危险因素及相关影响因素分析[J]. 中国皮肤性病学杂志，2023，37（4）：458-462.

[126] 周启迪，申艳，龙佳铃，等. 艾滋病防治"U=U"全球推广进展[J]. 中国艾滋病性病，2022，28（12）：1462-1466.

[127] 周小毅，周紫月，石璇，等. 老年人艾滋病干预研究进展[J]. 中国艾滋病性病，2023，29（8）：939-942.

[128] 付鸿臣，徐杰. 我国50岁及以上新报告男性HIV感染者感染方式相关研究进展[J]. 中国艾滋病性病，2023，29（8）：935-938.

[129] 张彬，余彬，余军，等. 四川省某艾滋病高流行县中老年HIV/AIDS病人心理健康状况及其影响因素分析[J]. 中国艾滋病性病，2020，26（6）：622-624，647.

[130] 任建兰，李梅，谢仁蝶，等. 微电影在老年人群艾滋病健康教育中的干预效果[J]. 中国艾滋病性病，2022，28（3）：337-340.

[131] 任建兰，罗月，李梅，等. 泸州市老年人艾滋病相关知识态度和行为调查[J]. 中国艾滋病性病，2021，27（2）：146-149.

[132] 万寒兵，梁革平，刘小芹，等. 社区干预对60岁及以上老年人提升艾滋病知识的效果[J]. 中国艾滋病性病，2021，27（1）：83-85.

[133] 杨蓉蓉，桂希恩，骆名其，等. 艾滋病职业暴露的规范化管理探讨[J]. 中国艾滋病性病，2019，25（11）：1174-1175.

[134] 郭金玉，孙红，刘颖青，等. 北京市三级甲等医院急诊科护士职业暴露与防护行为的现状调查[J]. 中华护理杂志，2020，55（1）：107-112.

[135] 严波，冯钊文，罗诗韵，等. 近十年国内外医务工作者职业暴露研究现状可视化分析[J]. 中国职业医学，2022，49（4）：412-415.

[136] 严波，冯钊文，罗诗韵，等. 近十年国内外医务工作者职

业暴露研究现状可视化分析[J]. 中国职业医学, 2022, 49（4）：412-415.

[137] 丁靖，张芳，张兵，等. 云南省艾滋病专科护士临床专业能力调查及影响因素分析[J]. 中国艾滋病性病, 2023, 29（2）：184-187.

[138] 章清，孙美艳，卢洪洲. 对HIV暴露前和暴露后预防服务提供者的质性研究[J]. 中国艾滋病性病, 2021, 27（10）：1091-1095.

[139] 徐俊杰，黄晓婕，刘昕超，等. 中国HIV暴露前预防用药专家共识[J]. 中国艾滋病性病, 2020, 26（11）：1265-1271.

[140] 王继宝，冯程，杨锦，等. 德宏傣族景颇族自治州2016—2020年医务人员和公安干警HIV职业暴露处置情况分析[J]. 中国艾滋病性病, 2022, 28（1）：87-91.

[141] 朱玉荣，徐杰. 艾滋病病毒暴露前预防用药依从性研究进展[J]. 中国艾滋病性病, 2023, 29（8）：931-934.

[142] 张立娟，张志云，谢美莲，等. 临床一线护士职业暴露现状及暴露后处置情况的调查分析[J]. 中国护理管理, 2022, 22（10）：1525-1529.

[143] ALHARBI H, I-DUBAI S, ALMUTAIRI D, et al. Stimatization and discrimination against People living with HIV/AIDS: knowledge. attitudes, and pratices of healthcare workers in the

primary healthcare certers n Madinah, Saudi Arabia, 2002[J], J Family Communty med, 2022, 29（3）: 230-237.

[144] 王潇滟，王前，乔亚萍，等. 中国预防艾滋病母婴传播抗病毒治疗成效与展望[J]. 中国艾滋病性病，2022，28（6）: 629-633.

[145] 谢英，张兰，蒋玉，等. 社会支持在HIV感染孕妇感知歧视与自杀意念关系的中介效应[J]. 中国社会医学杂志，2023，40（2）: 177-181.

[146] 葛宪民，温平镜，黄超培，等. HIV阻断母婴传播联合用药的亚急性毒性作用研究[J]. 实用预防医学，2023，30（4）: 411-415.

[147] TAYE B W, AYENEW G M, WASIE T Z, et al. The risk of mother-to-child transmission of hepatitis B virus infection in Ethiopia: A Systematic review and meta-aralysis[J]. J Infear Dev Ctries, 2023, 17（6）: 744-751.

[148] NESHEIM S R, WIENER J, FITZ H L, et al. Brief report: estimated incidence of perinatally acquired HIV infection in the United States，1978–2013[J]. J Acquir Immune Defc Syndr, 2017, 76（5）: 461-464.

[149] SHINAR S, AGRAWAL S, RYU M, et al. Perinatal outcomes in women living with HIV-1 and receiving antiretroviral therapy: A systematic review and meta-and lysts[J]. Acta Obstet Gynecol

scand, 2022, 101（2）: 168-182.

[150] PETERS H, FRANCIS K, SCONZA R, et al. UK mother-to-child HIV transmission rates continue to decline: 2012–2014[J]. Clin Infect Dis, 2017, 64（4）: 527-528.

[151] 李泽红，张玉萍，卢峰. 山西省18例艾滋病感染孕产妇所生儿童死亡因素调查分析[J]. 中国药物与临床，2021，21（15）: 2639-2641.

[152] 黄飞燕，覃秋云，张捷，等. 创建艾滋病母婴阻断管理新模式的研究[J]. 中国优生与遗传杂志，2020，28（10）: 1227-1230.

[153] VARSHA S, ANUPRIYA SHIKHA V, et al. HIV/AIDS stigma perceived social support and mental health problems among HIV/AIDS children: a mediation analysis[J]. Vulnerable Children and Youth Studies, 2023（18）: 1.

[154] ZENG C, LI X, QIAO S, et al. Anticipated stigma and medical adherence among people living with HIV: the mechanistic roles of medication Support and ART Self-efficacy [J]. AIDS, 2020, 32（8）: 1014-1022.

[155] RANGANATH T, ERAGK S M. Perception towards epidemiology of human immunodeficiency virus or acquired immunodeficiency syndrome among women of reproductive age: Analysis of nationwide surveys in India.[J]. Cureus, 2023（15）: 7.

[156] 中华医学会感染病学分会艾滋病丙型肝炎学组，中国疾病预防控制中心. 中国艾滋病诊疗指南（2021年版）[J]. 协和医学杂志，2022，13（2）：203-226.

[157] 孙丽君，王爱玲，张福杰，等. HIV阳性孕产妇全程管理专家共识[J]. 中国艾滋病性病，2020，26（3）：335-338.

[158] Word Health Organtzation. Health equivty and its determinants [EB/OL]. （2021-04-06）[2024-07-05]. https://www.who.int/ publications/m/item/health-equity-and-its-determinants.

[159] 韦佳. 传染病学[M]. 北京：人民卫生出版社，2018.

[160] 刘长秀，李童，姚碧武，等. 湖南省岳阳市24 546例孕妇免费艾滋病、梅毒、乙型肝炎感染状况分析[J]. 上海预防医学，1-7.

[161] 温瑞，杨文杰，孔维宾，等. 2015—2019年开封市孕妇HIV、梅毒感染及相关知识知晓情况[J]. 江苏预防医学，2022，33（4）：430-431，442.

[162] 蔡敏，高峰，刘悦，等. 2011—2020年广东省HIV感染孕产妇不良妊娠结局情况及其影响因素分析[J]. 疾病监测，2022，37（12）：1558-1562.

[163] 曾妍，钟雨倩. 高效抗逆转录病毒治疗对HIV阳性孕妇的治疗效果[J]. 深圳中西医结合杂志，2021，31（16）：123-125.

[164] 朱泓旭，张丽娟，吴宇碧，等. 妊娠合并HIV感染在家庭化产房服务下分娩前后情况以及阻断效果的临床研究[J].

中国社区医师，2022，38（29）：64-66.

[165] 樊双燕，陶承静. 人类免疫缺陷病毒感染孕妇不同分娩方式的妊娠结局及对新生儿预后的影响[J]. 中国妇幼保健，2022，37（24）：4565-4568.

[166] WANG X, WANG Q, WANG C, et al. Prevention of mother-to-child transmission of HIV in Chind. 2011-2022 [J]. Chind CDC Wkly, 2021, 3（48）: 1018-1021.

[167] 胡丹，朱炜春，王周菊. HIV感染母亲分娩未感染婴幼儿的生长发育调查及干预对策[J]. 中国民康医学，2022，34（14）：15-17.

[168] 程丽，张玉娟，胡健女，等. 正念减压疗法在HIV感染孕妇中的应用效果研究[J]. 中国艾滋病性病，2021，27（12）：1400-1403.

[169] 戴色莺，刘爱文，金琳，等. 安徽省儿童艾滋病患者生存时间及影响因素分析[J]. 中国公共卫生，2022，38（12）：1588-1592.

[170] 夏玮，郑佳瑞，郑敏，等. 人类免疫缺陷病毒暴露未感染婴幼儿的神经心理发育状况[J]. 中国当代儿科志，2022，24（9）：967-972.

[171] 孙丙虎，陈亚玲，胡志亮，等. 南京地区16例儿童艾滋病住院患者流行病学及临床特征分析[J]. 江苏预防医学，2020，31（2）：171-172.

[172] 王爱玲，孙贺，王潇滟，等. 预防母婴传播守护下一代健康
[J]. 中国艾滋病性病，2022，28（11）：1235-1236.

[173] 俞曦，朱卉. 不同健康教育管理模式对预防艾滋病、梅毒
和乙肝孕产妇母婴传播的影响[J]. 抗感染药学，2020，17
（12）：1816-1818.

[174] 曲美霞，刘童童，江虹，等. 促进高校开展HIV宣传及服
务的探索——"美好青春我做主"高校防艾项目实践[J].
中国艾滋病性病，2022，28（8）：881-883.

[175] 周信娟，刘帅凤，丁冬妮，等. 互联网+防艾警示性宣传教
育模式下微信公众号关注人群特征及艾滋病知识知晓情况
[J]. 中国艾滋病性病，2020，26（2）：195-197.

[176] 孙长喜，刘兴宝，王海军，等. 新时期农村贫困地区预防
艾滋病健康教育适宜技术及应用[J]. 中国初级卫生保健，
2020，34（2）：58-62，69.

[177] 任勇. "红丝带关爱中心"在HIV职业暴露全程管理中的作
用[J]. 护理研究，2020，34（13）：2424-2426.

[178] 高倩，苏俊枝，朱丰秀. 无偿献血者中发现HIV感染1例
[J]. 中国艾滋病性病，2023，29（7）：832-833.

[179] URSULA W, ABIGAIL M, URSULA W, et al. Spiritual and
religious aspects influence mental health and viral load: a
quantitative study among young people living with HIV in
Zimbabwe [J]. BMJ global health，2023, 8（8）：e012671.

[180] 阎冬梅，张秀军. 艾滋病患者的病耻感现状调查[J]. 中国艾滋病性病，2016，22（9）：740-742.

[181] 王健，刘书梅，张沛超，等. 积极心理干预对抑郁症状大学生情绪及主观幸福感的影响[J]. 中国特殊教育，2016（11）：44-50.

[182] EKSTRAND M L, ELSA H, AMANDAM, etal. The role of HIV stigma in ART adherence and quality of life among rural women living with HIV in India[J]. AIDS and behavior, 2018, 22（12）：3859-3868.

[183] THOMAS N, ADAM B, ANTHONY L, et al. Antiretroviral therapy use, viral detectability and fear of onward transmission among people living with HIV in Australia: Changes Between 1997 and 2018[J]. AIDS and behavior, 2023, 27（2）：591-599.

[184] 徐迪，李健. 社会网络在艾滋病干预与持续关怀中的应用研究进展[J]. 中国艾滋病性病，2022，28（7）：864-867.

[185] 庾泳，苏莉莉，孙寅萌，等. 艾滋病患者感染结果告知、歧视知觉、社会支持与自杀意念的关系[J]. 中华疾病控制杂志，2021，25（12）：1420-1425.

[186] 闫钰婕，郝连正，朱晓艳，等. 社会支持和羞辱歧视与HIV/AIDS抗病毒治疗的关联分析[J]. 现代预防医学，2023，50（8）：1451-1455，1460.

[187]　刘阳，王慧群，蒋美平，等. 中国HIV/艾滋病患者自杀意
　　　　念发生率及影响因素的Meta分析[J]. 中国艾滋病性病，
　　　　2022，28（7）：878-882.

[188]　李艳红，谭文军. 艾滋病患者自我歧视与传染途径、社会
　　　　环境、心理因素的关系[J]. 中国健康心理学杂志，2021，
　　　　29（1）：54-57.

[189]　孟杰. 迎战艾滋病40年，终结艾滋病流行在路上[J]. 中华
　　　　实验和临床病毒学杂志，2021，35（2）：121-123.

[190]　袁清青，李芙蓉，阮艺宏，等. 中国艾滋病患者群体中
　　　　抑郁症患病率Meta分析[J]. 中国艾滋病性病，2021，27
　　　　（1）：45-49.

[191]　曾碧琪，付思云，朱海燕，等. 不同感染途径艾滋病患者
　　　　的反应抑制[J]. 中国艾滋病性病，2022，28（11）：1289-
　　　　1293.

[192]　蔡华俭，伍秋萍，邓赐平. 对由不同途径感染的艾滋病患者
　　　　的区别性反应及中介分析[J]. 心理学报，2008（1）：54-63.

[193]　蔡畅，汤后林，陈方方，等. 我国2010—2019年新报告青
　　　　年学生HIV/AIDS基本特征及趋势分析[J]. 中华流行病学杂
　　　　志，2020，41（9）：1455-1459.

[194]　呼志丽，包冉彤，李尚曹，等. 沈阳市大学新生首次性行
　　　　为年龄及HIV相关高危行为的关联性分析[J]. 中国艾滋病性
　　　　病，2020，26（2）：160-164.

[195]　蔡梦歆. 诊断初期艾滋病病毒感染者姑息关怀需求调查[D]. 北京：北京协和医学院，2017.

[196]　何蔚云，李顺铭，韩志刚，等. 广州市大学生同伴艾滋病自愿咨询检测服务模式效果评估[J]. 华南预防医学，2020，46（3）：324-328.

[197]　张晗希，韩孟杰，周郁，等. 应用中断时间序列分析我国"四免一关怀"政策实施前后对艾滋病相关病死率的影响[J]. 中华流行病学杂志，2020，41（3）：406-411.

[198]　罗倩倩，任仙龙，程晓松，等. 男男性行为者中青年学生与非学生HIV非职业暴露后预防用药使用情况分析[J]. 中国艾滋病性病，2021，27（12）：1389-1393.

[199]　刘阳，李婧嘉，陈唯一，等. 广州市艾滋病阳性者自杀行为及社会心理因素分析[J]. 中华疾病控制杂志，2019，23（12）：1455-1459.

[200]　杨梓杰，张燕，谢炜，等. 深圳市新确证HIV/艾滋病患者自杀意念危险因素分析[J]. 中国艾滋病性病，2021，27（6）：623-627.

[201]　李婧，杨中荣，金玫华，等. 湖州市HIV/艾滋病患者抗病毒治疗及时性及影响因素分析[J]. 中国皮肤性病学杂志，2022，36（12）：1415-1418.

[202]　吕婉婷，赵燕，殷文婷，等. 我国2016—2020年新报告HIV感染者跨省流动情况对启动抗病毒治疗的影响分析[J]. 中

国艾滋病性病，2023，29（4）：388-391.

[203] 陈宏利，周业胜，郝静静，等. 抗病毒治疗前耐药对HIV感染者治疗3年后病毒学应答的影响[J]. 中华流行病学杂志，2022，43（11）：1778-1783.

[204] 卢珍珍，姜晨晨，倪明健，等. 中国艾滋病高效抗病毒治疗研究进展[J]. 中国公共卫生，2020，36（4）：639-642.

[205] 戴色莺，刘爱文，沈月兰，等. 安徽省接受抗病毒治疗HIV/AIDS死亡的影响因素[J]. 中华疾病控制杂志，2022，26（12）：1379-1383，1401.